JELENA LIEBERBERG

KICK.
ASS.
YOGA.

**Functional Training für mehr
Power, Flexibilität und innere Ruhe**

DIE GU-QUALITÄTS-GARANTIE

Wir möchten Ihnen mit den Informationen und Anregungen in diesem Buch das Leben erleichtern und Sie inspirieren, Neues auszuprobieren. Bei jedem unserer Produkte achten wir auf Aktualität und stellen höchste Ansprüche an Inhalt, Optik und Ausstattung. Alle Informationen werden von unseren Autoren und unserer Fachredaktion sorgfältig ausgewählt und mehrfach geprüft. Deshalb bieten wir Ihnen eine 100 %ige Qualitätsgarantie.

Darauf können Sie sich verlassen:
Wir legen Wert darauf, dass unsere Gesundheits- und Lebenshilfebücher ganzheitlichen Rat geben. Wir garantieren, dass:

- alle Übungen und Anleitungen in der Praxis geprüft und
- unsere Autoren echte Experten mit langjähriger Erfahrung sind.

Wir möchten für Sie immer besser werden:
Sollten wir mit diesem Buch Ihre Erwartungen nicht erfüllen, lassen Sie es uns bitte wissen! Wir tauschen Ihr Buch jederzeit gegen ein gleichwertiges zum gleichen oder ähnlichen Thema um. Nehmen Sie einfach Kontakt zu unserem Leserservice auf. Die Kontaktdaten unseres Leserservice finden Sie am Ende dieses Buches.

GRÄFE UND UNZER VERLAG
Der erste Ratgeberverlag – seit 1722.

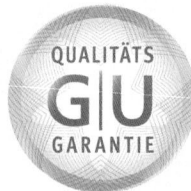

KGS

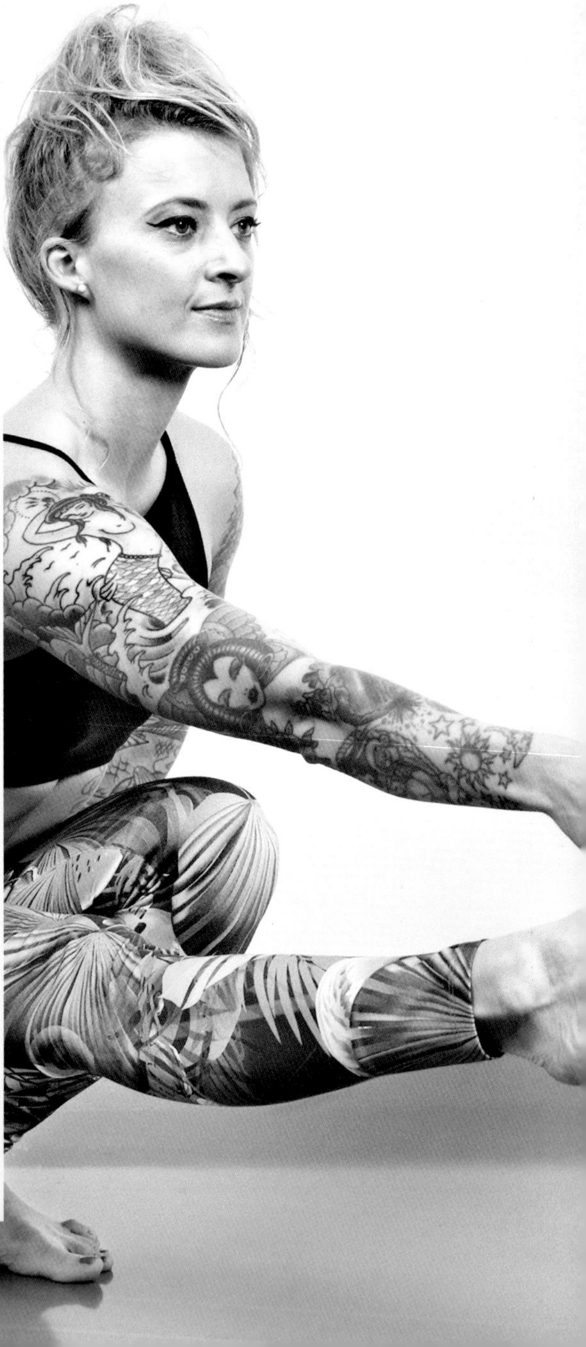

INHALT

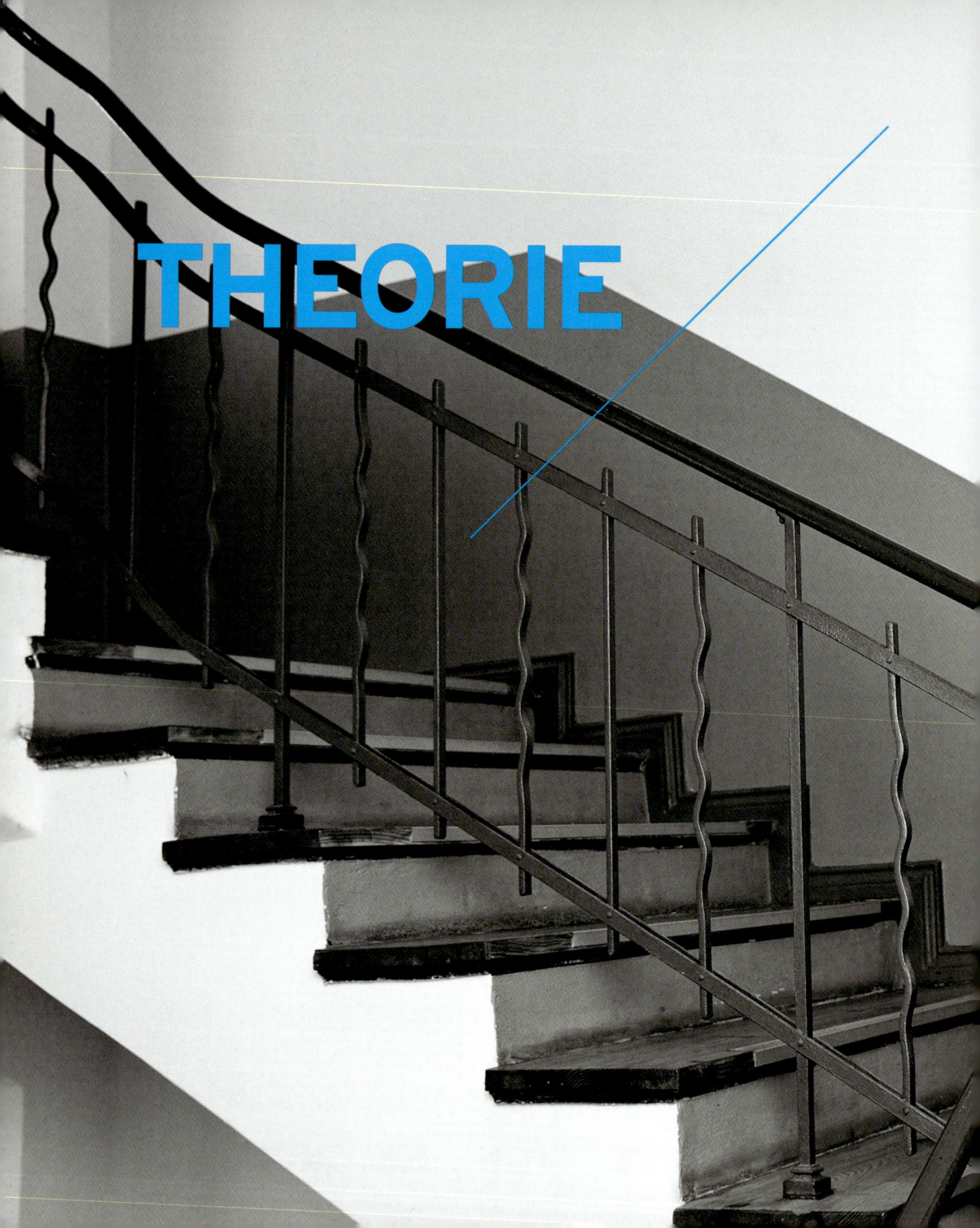

THEORIE

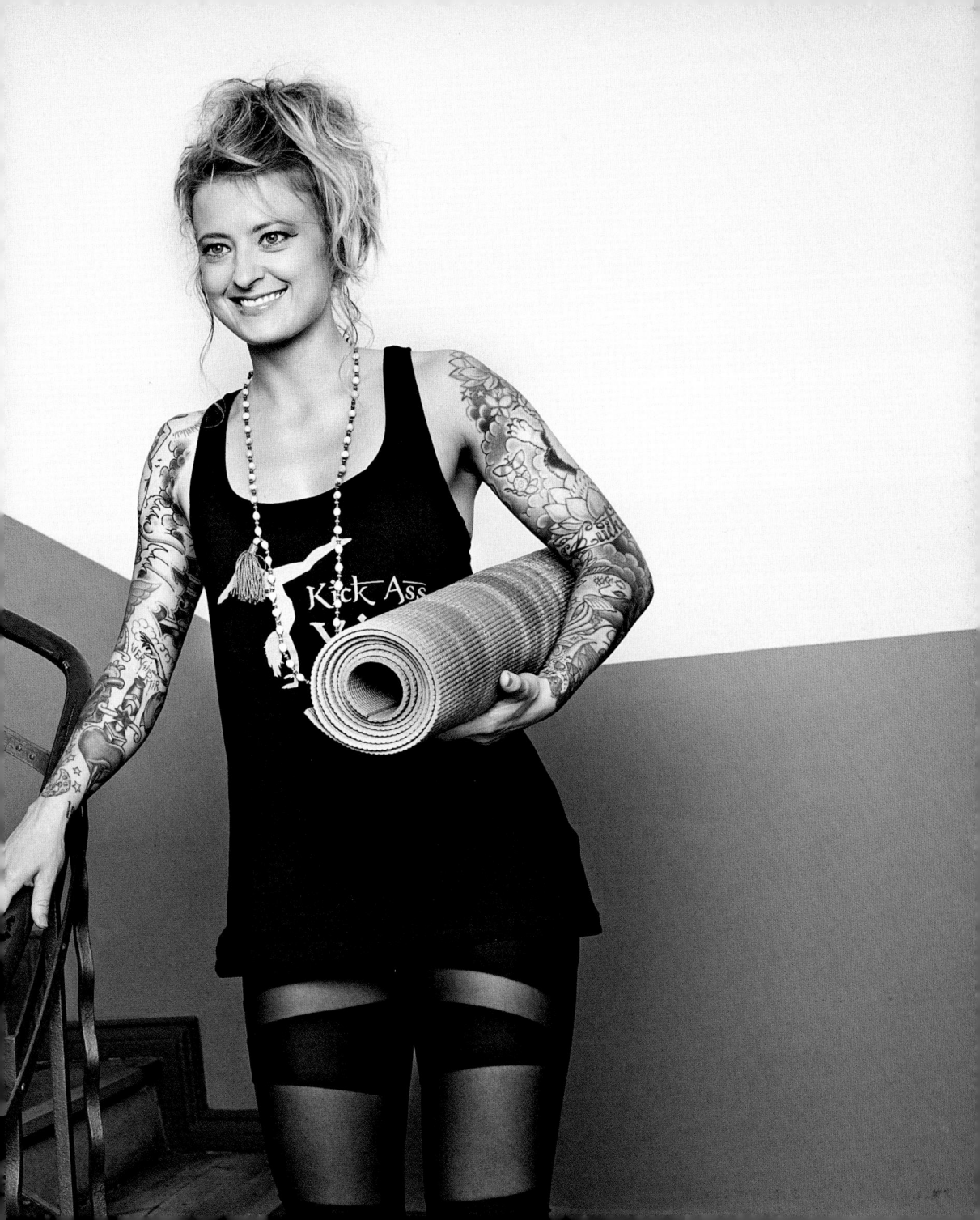

YOGA MIT BISS, HERZ UND SEELE

HAST DU LUST, DICH ZU BEWEGEN UND DABEI KÖRPER UND GEIST HERAUSZUFOR-DERN? WILLST DU DEINE GRENZEN ÜBERWINDEN UND ZU DIR SELBST FINDEN? DANN VERSUCHE ES DOCH EINMAL MIT KICK ASS YOGA!

Es gibt sie leider immer noch, die klassischen Vorurteile, die gerne als Entschuldigung genutzt werden, nicht in eine Yoga-stunde zu gehen. Zum Beispiel, Yoga sei nur etwas für Esote-rik-Freaks, Langweiler oder hyperflexible Elfen und Balleri-nen. »Ich bin zu unflexibel, um mit Yoga zu beginnen«, dieses Argument hält viele Leute davon ab, mit der ganzheitlichen Körperarbeit anzufangen.

Sicher, Yoga kann sportlich sein. Aber es ist doch mehr als nur körperliche Ertüchtigung. Das Schönste an ihm sind gerade seine Vielfalt und die unzähligen Möglichkeiten, es für jeden zugänglich zu machen. Egal ob alt oder jung, stark oder schwach, beweglich oder unbeweglich: Jeder kann Yoga als Ausgleich zum Alltag praktizieren.

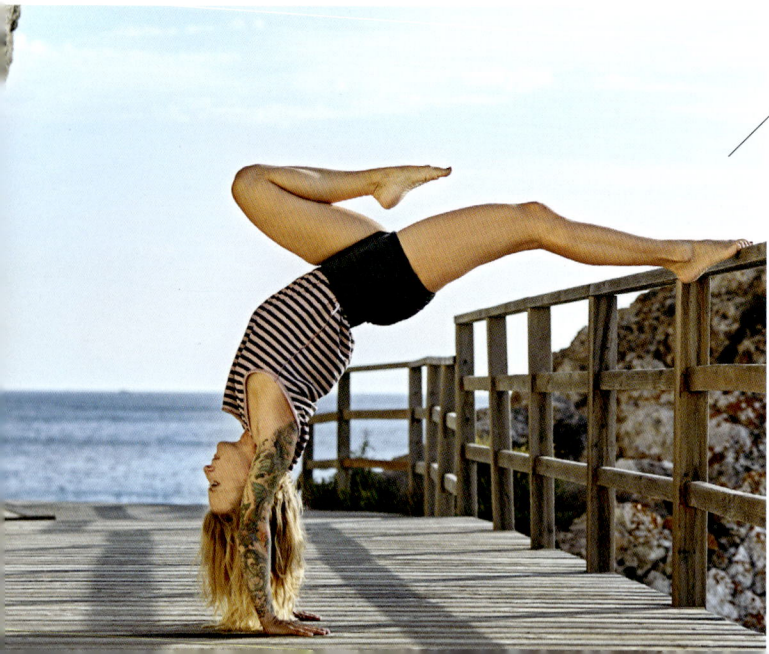

Das Umkehren der Schwerkraft bedarf ge-nauso viel Zeit und Muße, wie du sie auf den Füßen ver-bringst. Irgendwann aber wird es sich so leicht anfühlen, dass alle Vorbereitungen schwerer scheinen als die Übung selbst.

Gesund ist Yoga auch, selbst bei der Behandlung psychischer Störungen wird es als komplementärer Interventionsansatz eingesetzt. Denn es ist medizinisch erwiesen, dass Yoga störungsspezifische Symptome reduzieren kann und darüber hinaus das Wohlbefinden steigert und die gesamte Lebensqualität positiv beeinflusst.

VON DER OUTLAW-BEWEGUNG ZUM MODETREND

Das westliche Yoga unterscheidet sich deutlich von jenem, das jahrhundertelang in Indien gelehrt wurde und zuweilen bis heute noch so praktiziert wird. Aus einer alten und strengen Tradition ist bei uns eine Bewegungsform geworden, die viel dazu beitragen kann, dass die Monotonie des Alltags erträglicher wird. Wir hetzen gestresst von einem Termin zum nächsten, umtost von Straßenlärm und inmitten aufgeregter Menschen. Immer auf der Suche nach der perfekten Oase. Yoga kann diese Oase sein.

»EIN JEDER KANN AT-MEN. DESHALB KANN JEDER YOGA ÜBEN.«
T. K. V. Desikachar

DAS BRINGT DIR YOGA

Eine im März 2016 im Deutschen Ärzteblatt veröffentlichte wissenschaftliche Untersuchung belegt die Wirksamkeit von körperorientiertem Yoga.
Regelmäßiges Üben …

- hat positive Effekte auf das endokrine System, das Nervensystem und auf die körperliche Gesundheit
- verringert den Cortisolspiegel im Blut und erhöht stattdessen den Serotonin- und Melatoninspiegel
- reduziert proinflammatorische Zytokine (entzündungsfördernde Eiweiße)
- steigert die Zufriedenheit und das Selbstbewusstsein
- verbessert die Selbstkontrolle in Zusammenhang mit geringer wahrgenommenem Stress
- erhöht das Wohlbefinden
- Zudem lässt sich Yoga gut in den Alltag integrieren und es entstehen in Gruppenstunden verhältnismäßig geringe Kosten.

Kick Ass Yoga ist eine individuelle Yogapraxis. Ich habe es aufgrund meiner persönlichen Erfahrung entwickelt, um dem bewegungsarmen, modernen und hauptsächlich im Sitzen verbrachten Lifestyle etwas entgegenzusetzen. Der Kick-Ass-Yoga-Ansatz ist neu. Aber es basiert auf dem jahrtausendealten Wissen des Yoga und dem Respekt vor den Traditionen. Kick Ass Yoga ist für alle, die sich leidenschaftlich gern bewegen, zur Ruhe kommen möchten, Motivation suchen, körperlich gefordert werden wollen und sich nicht davor scheuen, die eigenen Grenzen zu erkunden. Inspiriert von verschiedenen Hatha-Yoga-Traditionen will es undogmatisch Spaß an der Bewegung vermitteln.

»JEMAND ANDERS SEIN ZU WOLLEN, IST EINE VERSCHWENDUNG DEINES SELBST.«
Kurt Cobain

INNERE FREIHEIT

Neben dem Vorurteil, man müsse, um zu üben, übermäßig beweglich sein, reduzieren viele Menschen Yoga häufig auf die entspannenden Qualitäten der Meditation. Dabei ist dieses Element nur ein Teil eines größeren Systems, das vermutlich bereits im 2. Jahrhundert n. Chr. in den Yogasutras von Patanjali beschrieben wurde. Dieses System basiert auf acht Stufen. Das große Ziel des achtgliedrigen Pfades ist, im Reinen mit sich selbst und der Welt zu leben. Frei von Gier, von Faulheit und vom Drang, alle zehn Minuten auf seinem Smartphone herumzutippen. Eins zu sein mit dem, was man tut. Dann verblasst alles andere und es entsteht die besondere innere Weite, die uns erfüllt und sättigt.

DER ACHTGLIEDRIGE PFAD NACH PATANJALI

- **Yamas: Umgang mit der Umwelt**
- **Niyamas: Selbstdisziplin**
- **Āsanas: körperliche Disziplin**
- **Prānāyāma: Beherrschung des Atems**
- **Pratyāhāra: Disziplin der Sinne**
- **Dhāranā: Konzentration**
- **Dhyāna: Meditation**
- **Samādhi: die innere Freiheit**

VINYASA FLOW

Die dritte Stufe des achtgliedrigen Pfades beschreibt den körperlichen Aspekt des Yoga: die Asanas. Ihnen will ich mich in diesem Buch vermehrt widmen. Den körperorientierten Yogastil bezeichnet man als Hatha Yoga.

Die Asanas können so geübt werden, dass man zwischen den einzelnen Haltungen eine Pause macht. Sie können aber auch fließend ineinander übergehen wie beim Vinyasa des Ashtanga Yoga. Vinyasa beschreibt die Verbindung der Atmung mit einer Bewegung.

Für mich ist die wichtigste Vinyasa-Folge der Sonnengruß, eine Kombination von Asanas, dessen bösen Zwilling, den Burpee, auch mancher Nicht-Yogi kennt. Aber der Sonnengruß ist weitaus mehr als nur ein anstrengender Fitnesszirkel. Er wird so mit der Atmung verbunden, dass sich Dehn- und Kräftigungsstationen abwechseln. Du dehnst abwechselnd die Ischiocrurale Muskulatur und den Hüftbeuger und mithilfe der eingebauten Liegestütze trainierst du deine Stützkraft.

DER SITZ DER SEELE

Jeder braucht sein persönliches Stressventil. Manche finden es beim Boxen, andere beim Laufen. Kick Ass Yoga ist eine weitere Alternative, um sich zu verausgaben, die Durchblutung anzuregen und danach mit mehr Ruhe und Gelassenheit in Kontakt mit sich selbst zu sein.

Unabhängig davon, welchen Begriff und welche Methode du verwendest, um nicht »außer dir« zu sein, kannst du aus dieser inneren Kraft, die durch eine Zentrierung entsteht, den Ursprung der eigenen Wünsche besser verstehen.

YOGA BRINGT BEWUSSTSEIN INS GEWEBE

Yoga ist pures Functional Training. Du kannst es allein mit deinem eigenen Körpergewicht oder mit wenigen zusätzlichen Geräten praktizieren. Funktionalität bedeutet zudem, dass die Bewegungsabläufe einen Sinn haben, es sich also um zweckmäßiges Training handelt, das dich auch im alltäglichen Leben weiterbringt. Eine Übung, die nur eine isolierte Muskelgruppe anspricht, kann nicht funktional sein.

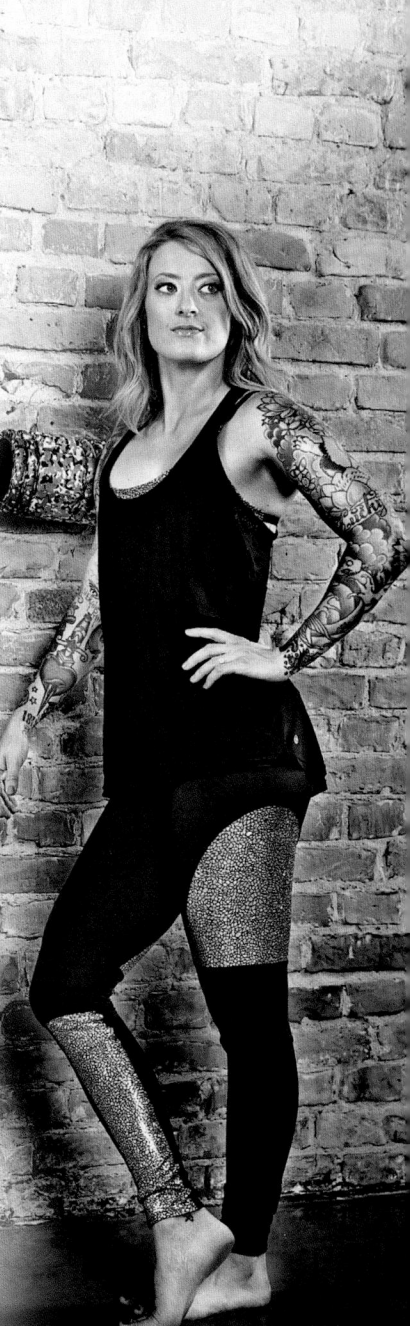

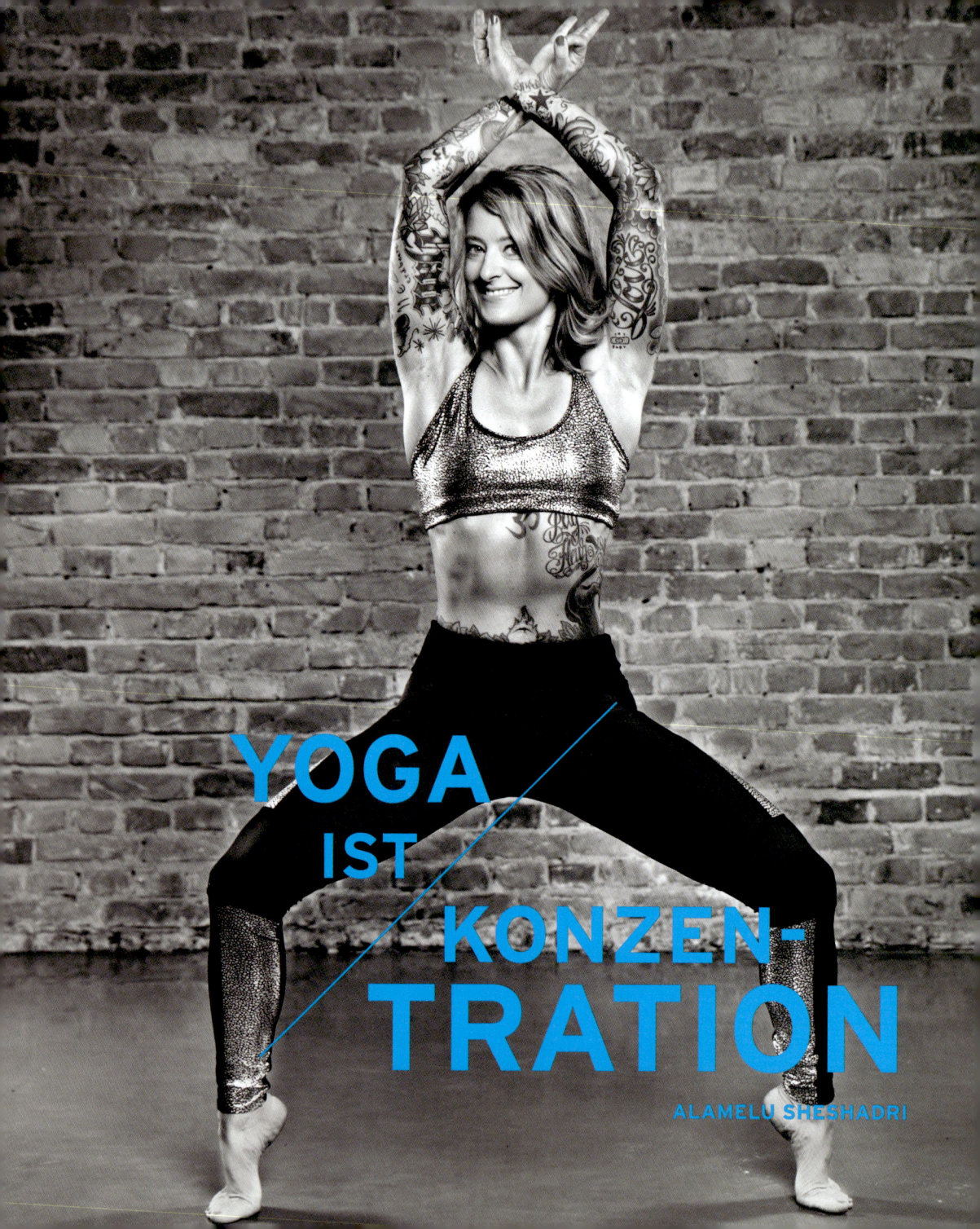

YOGA
IST
KONZEN-
TRATION

ALAMELU SHESHADRI

Dagegen finden sich die Vorbeuge Uttanasana oder die Hocke Malasana im Alltag wieder, etwa wenn du Dinge vom Boden aufhebst. Den Krieger 1 wendest du an, um einen Stapel Bücher vom Boden ins Regal zu heben. Yoga kann sogar in anderen Sportarten deine Leistung und Beweglichkeit steigern.

YOGA FÜR DIE FASZIEN

Faszien umhüllen die gesamte Muskulatur, schützen, polstern, leiten Reize weiter und formen den Körper. Sie sorgen dafür, dass die Struktur bei Druck nachgibt und dadurch die auf den Körper einwirkende Kraft übertragen und gespeichert wird. Außerdem ermöglichen sie das Dehnen der Muskulatur.
In den Anfängen der modernen Medizin schenkte man den feinen weißen Gewebsschichten dennoch keinerlei Beachtung, sie wurden vielmehr in der anatomischen Forschung als Erstes entfernt. Daher konnten ihre Funktionen für den Bewegungsapparat lange Zeit nicht belegt werden. Auch im Yoga wurden die Faszien bisher kaum beachtet. Dabei machen wir als Yogis instinktiv vieles richtig, was ihre Gesundheit angeht.

DEN ALTERUNGSPROZESS UMKEHREN

Warum altern manche Menschen schneller als andere? Die Antwort darauf kann womöglich ebenfalls die Faszienforschung geben. Fest steht: Bewegung an sich ist ein essenzieller Faktor zur Vorbeugung von Alterungsprozessen in Zellen und Geweben. Neben einer ausgewogenen Ernährung sind biomechanische Stimulationen von außen ausschlaggebend, um das Spannungsnetzwerk der Faszien zu erhalten. Sie müssen aufgrund ihres schwammartigen Charakters durch Stretching oder lokale Kompression ausgespült, ernährt und hydriert werden, damit ihre Viskoelastizität erhalten bleibt. Und unter den Trainingsmethoden der Wahl steht Yoga bei vielen Heilpraktikern und Osteopathen an erster Stelle.
Mit Kick Ass Yoga lassen sich alte Faszienverklebungen zwar nicht gänzlich schmerzfrei lösen. Aber der Prozess ist viel greifbarer, als wenn du nur blind etwas nachahmst, ohne zu wissen, warum du es tust. Außerdem erweiterst und verfeinerst du durch das Rollen der Faszien und verschiedene Dehntechniken deine eigene Yogapraxis.

NOTE TO SELF

Um die Gesundheit und Geschmeidigkeit deiner Faszien lange zu erhalten, schreibst du dir am besten folgende Punkte auf einen Notizzettel und klebst diesen an den Badezimmerspiegel. Dann wirst du immer wieder daran erinnert:

- Wasser trinken
- Bewegen (Treppe statt Fahrstuhl, Fahrradfahren statt Autofahren)
- viel gehen
- 2- bis 4-mal pro Woche rollen (mit dem Ball, einer Schaumstoffrolle oder beidem in Kombination)
- jeden Tag mindestens 5 Sonnengrüße üben (am besten morgens)

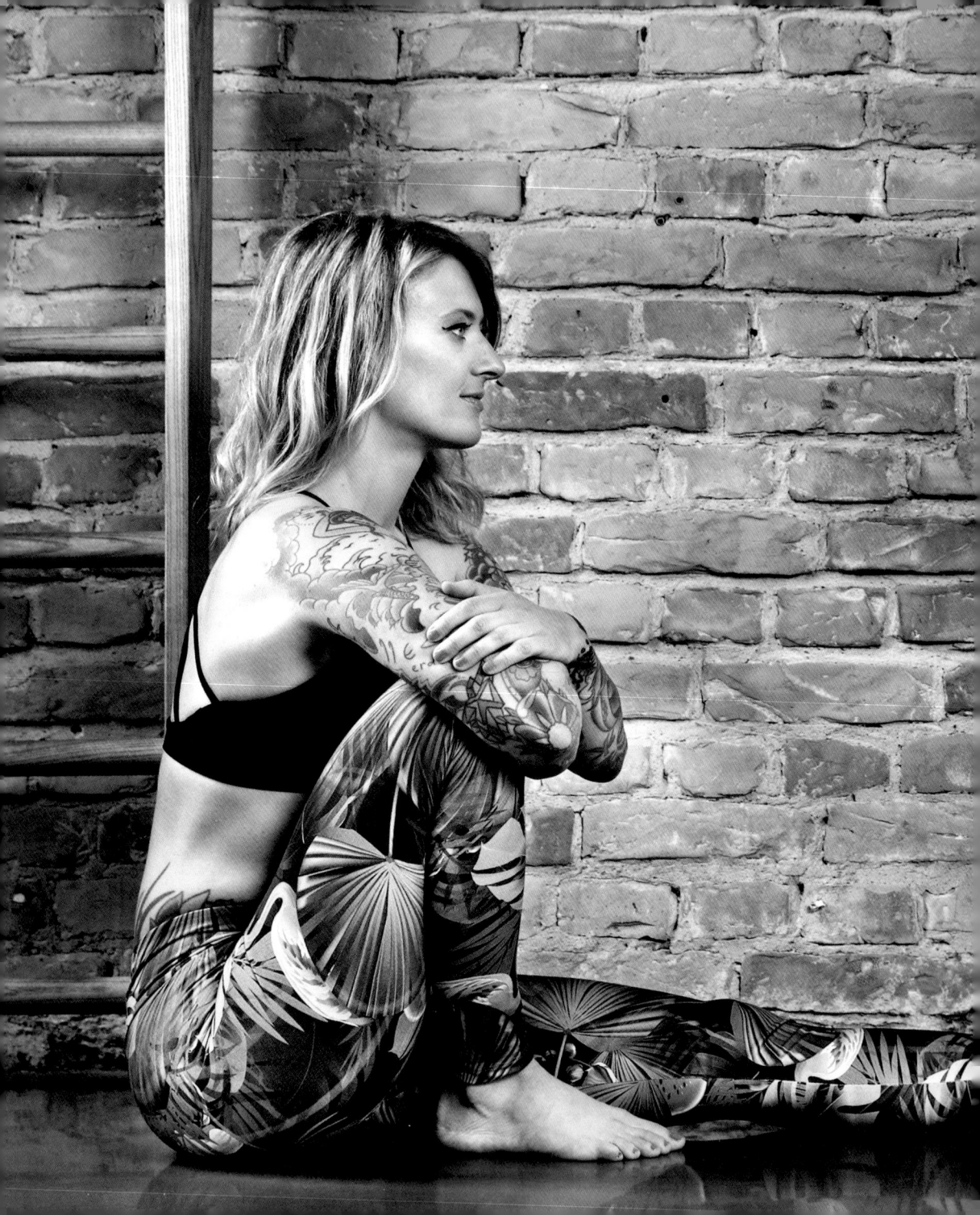

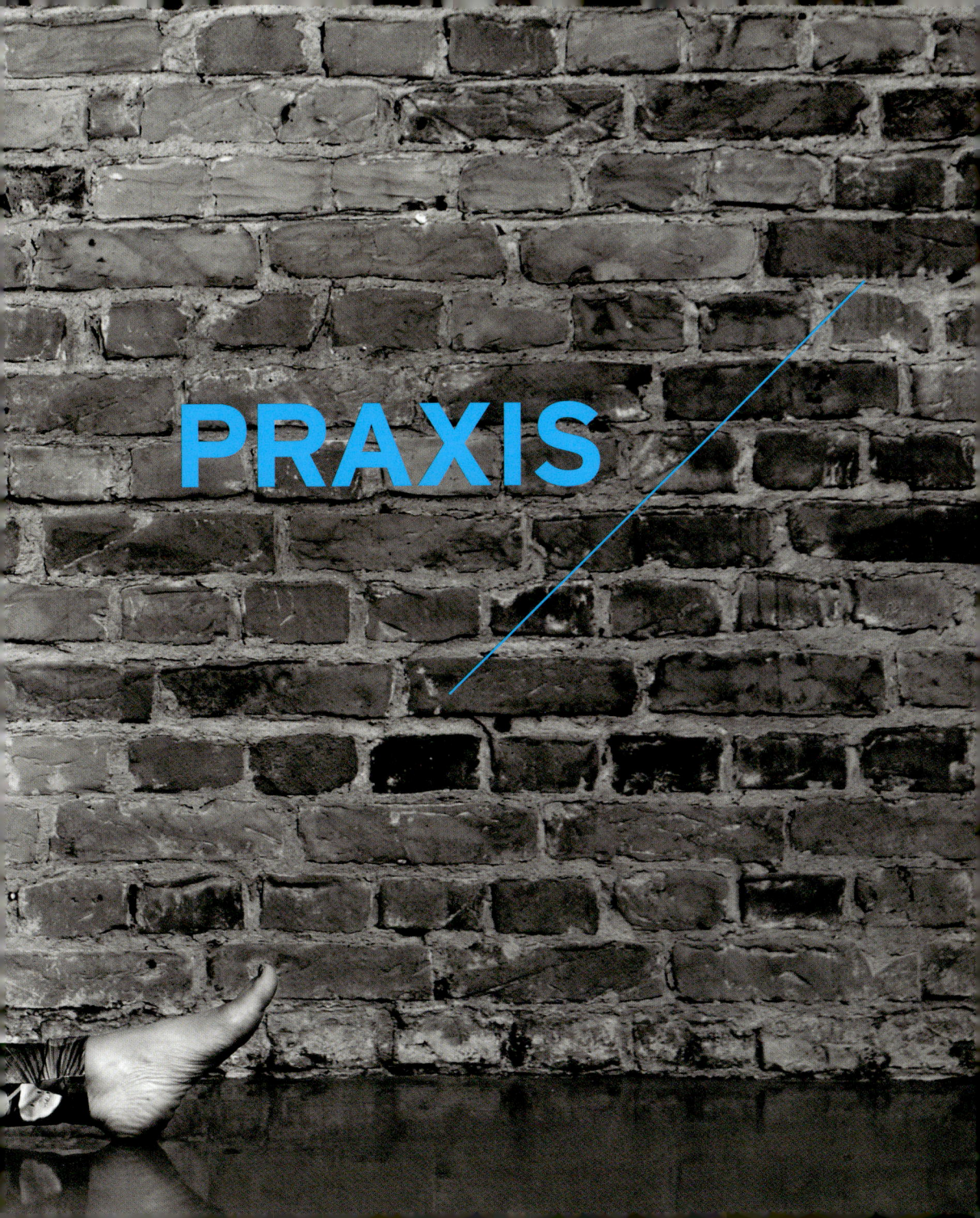

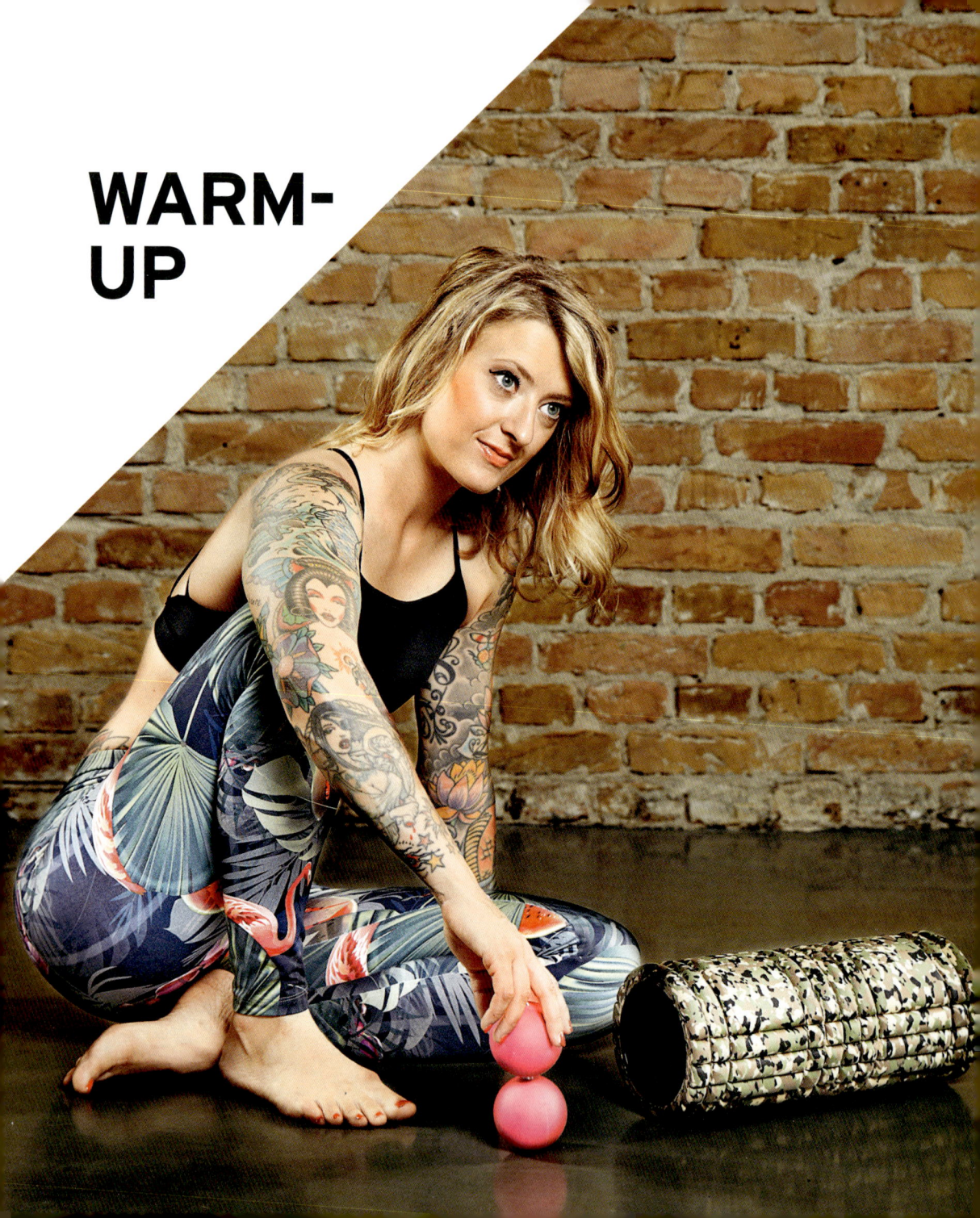

WARM-UP

FITNESS FÜR DIE FASZIEN

Ein gezieltes Warm-up hilft, Verletzungen zu vermeiden. Gut durchblutete Faszien sind geschmeidiger und flexibler, was wiederum Muskeln, Sehnen und Bänder beeinflusst und den Bewegungsapparat effektiver agieren lässt. Um die Faszien aufzuwärmen, rollst du genau diejenigen Partien aus, die im Training benötigt werden. Die bessere Durchblutung fördert zudem die Regeneration, weil die Spannung reguliert und der Stoffwechsel angeregt wird. So baut dein Organismus Säure schneller ab und du hast weniger Muskelkater.

Es gibt mittlerweile sehr viele Geräte, um die Faszien auszurollen. Für Einsteiger ist eine weichere Schaumstoffrolle zu empfehlen, für Geübte gibt es festere Varianten mit und ohne Noppen. Für das punktuelle Ausrollen eignen sich anstelle der Rolle auch ein Faszienball oder eine »Peanut«. Es gibt auch Bälle, die sich dank eines Metallstabes kombinieren, individuell verstellen und so äußerst vielfältig einsetzen lassen.

FASZIEN-DOS UND -DON'TS

Um ein besseres Bewusstsein für die Faszien zu entwickeln, solltest du folgende Aspekte beachten:

- Eile mit Weile: Zu Beginn kann das Rollen, insbesondere von verhärteten Stellen, sehr schmerzhaft sein. Es ist wichtig, dass du langsam und aufmerksam vorgehst, um die schmerzhaften Punkte mit einzubeziehen, ohne die Zähne zusammenbeißen zu müssen. Bei steigender Intensität: nachspüren und so lange rollen, bis der Anfangsschmerz um mindestens zwei Drittel reduziert ist. Dann weiterrollen.
- Mikrokosmos – Makrokosmos: Akute Schmerzen sind Signale deines Körpers, sie solltest du als Erstes behandeln. Es ist aber auch wichtig, die umliegenden Regionen und die Verlängerungen der Spannungszüge zu erreichen.
- Übung macht den Faszienmeister: Regelmäßig rollen wird noch einfacher, wenn die Rolle immer griffbereit neben der Yogamatte oder dem Teppich liegt.
- Vor allem die Plantarfaszie an der Fußsohle, das Iliotibiale Band an der Außenseite des Oberschenkels und Knies sowie die Lendenwirbelsäule sollten weder zu aggressiv noch zu exzessiv ausgerollt werden. Rolle sanft und nach Bedarf.

»WISSEN SPRICHT, DIE WEISHEIT LAUSCHT.«
Jimi Hendrix

WARM-UP – WARM-DOWN

DIE FASZIEN AUSROLLEN

Die folgenden Übungen kannst du locker vor oder nach dem Training einbauen – oder sogar beides.

1. WADEN

1 Setze dich, lege deine Beine gekreuzt etwa auf Höhe des Fußgelenks auf eine Rolle und stütze dich mit den Händen ab.

2 Für mehr Intensität hebst du dein Gesäß ab und rollst zunächst das untere Drittel deiner Wade 4-mal nach vorne und hinten aus, danach die ganze Wade. Wenn es irgendwo spannt, kannst du deinen Fuß nach links und rechts bewegen, um sie gut zu erwischen. Dann das Bein wechseln (Bild links).

2. OBERSCHENKEL

1 Drehe dich auf den Bauch und lege die Rolle knapp oberhalb des Knies unter deinen rechten Oberschenkel. Das linke Bein liegt angewinkelt auf der Matte (Bild rechts).

2 Rolle 4- bis 10-mal über den gesamten Oberschenkel – vom Knie bis zur Hüfte. Dann wechselst du aufs andere Bein.

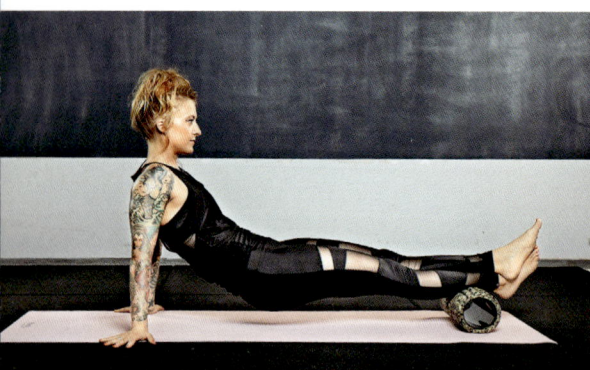
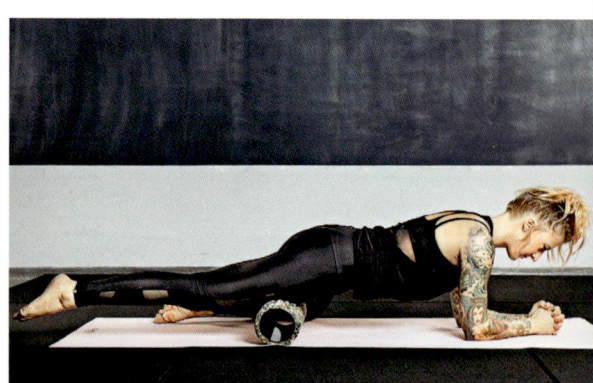

3. RÜCKEN

1 Setze dich auf die Matte, lege die Rolle hinter dich und lasse dich langsam nach hinten sinken, so dass die Rolle unter deiner Brustwirbelsäule liegt.

2 Verschränke die Finger hinter dem Kopf und rolle Wirbel für Wirbel 4- bis 10-mal vor und zurück. Der Kopf kann dabei auch auf einem Kissen liegen (Bild oben).

3 Um den Trapezius beziehungsweise Rhomboiden zwischen Schulterblatt und Wirbelsäule zu massieren, platzierst du einen Ball so, dass er genau dort Druck ausübt, wo es gerade wichtig ist. **Tipp:** Wenn du eine Peanut benutzt, erreichst du den Rückenstrecker, die Muskulatur links und rechts neben der Wirbelsäule, noch direkter.

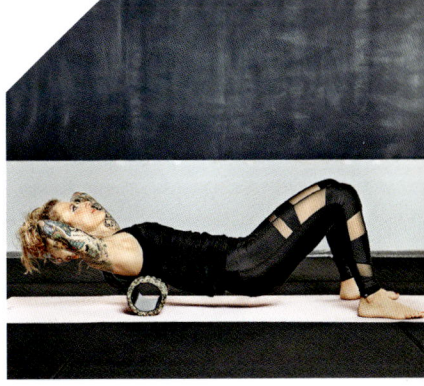

4. GLUTEUS-TRIGGERPUNKTMASSAGE

1 Setze dich auf, kreuze deinen rechten Fuß über den linken Oberschenkel und rolle den Po in leicht kreisenden Bewegungen über einen Faszienball (Bild Mitte).

2 Massiere 1 bis 2 Minuten pro Seite, in akuten Fällen gern auch 3-mal täglich.

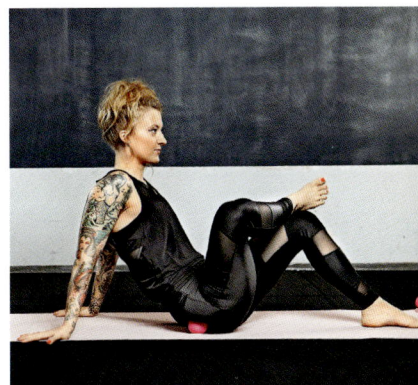

5. FÜSSE (EINZELN)

Rolle zunächst deine rechte Fußsohle, dann die linke jeweils etwa 1 Minute mit sanftem Druck auf einer Faszienrolle oder einer Peanut aus (Bild unten).

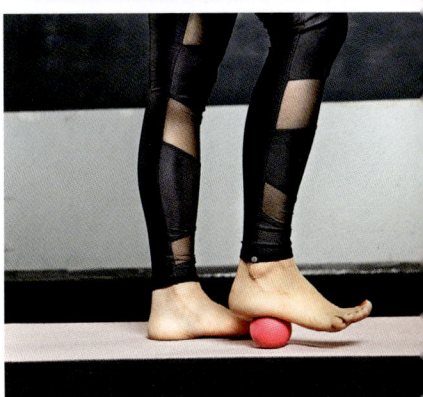

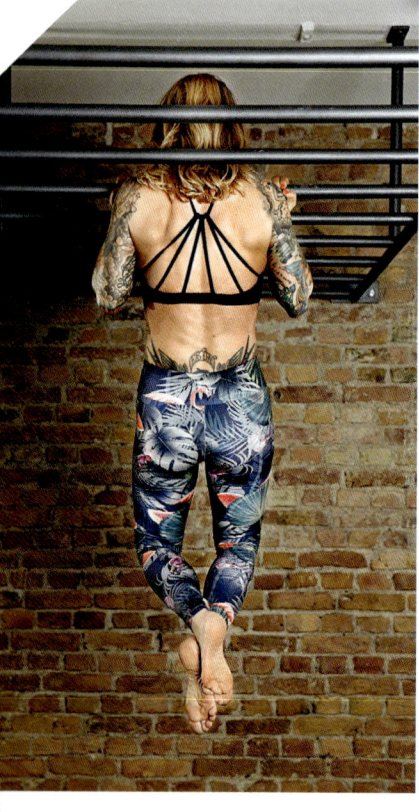

FÜR MEHR BRUSTMUSKELN, BIZEPS UND LAT

DER CHIN-UP

Yogis sind zwar fit im Drücken (Push), aber beim Ziehen (Pull) fehlt ihnen oft die Kraft. Das finde ich schade. Ich würde gerne jeden – die Dudes und vor allem die Damen – dazu anspornen, sich dieser großartigen, elementaren Ganzkörperübung zu stellen. Sie stabilisiert den Schultergürtel und stärkt Rumpf und Rücken. Der Chin-up ist der einfachere kleine Bruder des Klimmzugs. Aber auch bei ihm kann es sich anfühlen, als sei es anfangs unmöglich, das eigene Körpergewicht anzuheben. Spezielle Gummibänder helfen dir über diese Phase hinweg – bis du genug Muskeln aufgebaut hast.

1 Greife die Stange ungefähr schulterbreit, die Handflächen zeigen dabei zu dir. Steige eventuell mit einem Knie oder einem Fuß in ein Gummiband, um etwas Gewicht abzugeben.

2 Ziehe dich wie beim normalen Klimmzug nach oben, bis dein Kinn über der Stange ist. Initialisiere die Bewegung aus dem unteren Trapezius: Ziehe erst die Schultern nach unten und beginne dich dann hochzuziehen, ohne dass deine Schultern wieder nach oben »rutschen«.

3 Lass dich so langsam wie möglich wieder ab.

4 Starte mit 2-mal 3 Chins pro Woche und mache dann jede Woche einen mehr.

BEGINNER-TIPP

Wenn du noch nicht stark genug bist und keine Klimmzughilfe zur Hand hast, kannst du auch erst mal die Negative, also den exzentrischen Teil der Bewegung, üben: Steige auf einen Stuhl, fasse die Stange und lass dich vom obersten Punkt in Zeitlupe bis zum Aushängen herab. 3-mal 5 bis 10 Wiederholungen.

FÜR DEN GROSSEN BRUSTMUSKEL, BIZEPS, TRAPEZ
UND EINEN BREITEN RÜCKEN

DER PULL-UP

**Mit dem klassischen Klimmzug, bei dem die Hand-
flächen vom Körper wegzeigen, baust du die meiste
sichtbare Kraft auf. Auch hier gilt: Beginne lieber
mit einem Gummiband als Klimmzughilfe, als es
gar nicht erst zu versuchen.**

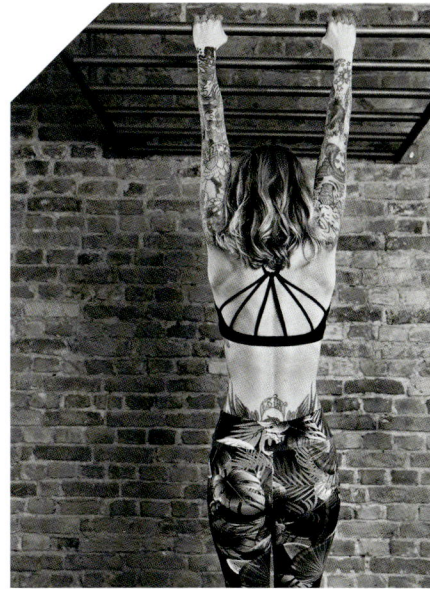

1 Greife die Stange schulterbreit so, dass deine Handflächen
von dir wegzeigen. Steige eventuell mit einem Knie oder
einem Fuß in ein Gummiband.

2 Beginne wie beim Chin-up aus dem toten Hang und ziehe
dich nach oben. Achte dabei auf aktive Schultern und lass die
Bewegung aus dem unteren Trapezius und den seitlichen Rückenmuskeln beginnen.

3 Ziehe dich wieder so weit hoch, bis du über die Stange
schauen kannst. Versuche zu vermeiden, die letzten Zentime-
ter aus dem Kopf auszuführen und lediglich deinen Hals dafür zu recken wie eine Giraffe.

4 Lass dich langsam wieder herab.

5 Starte wieder mit 2-mal 3 Chins pro Woche und steigere
dich jede Woche um einen zusätzlichen Zug.

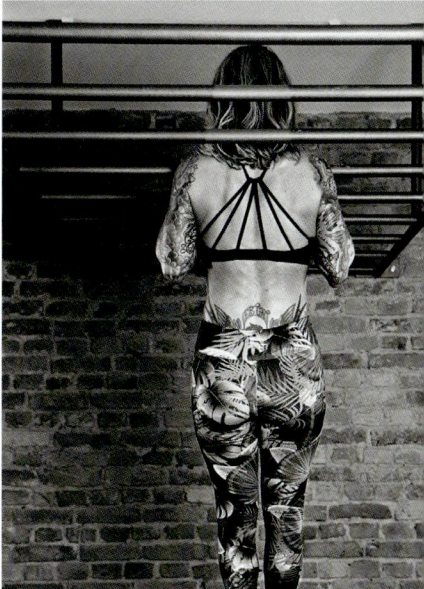

BEGINNER-TIPP

Koste wie beim Chin-up wieder den exzentrischen Teil
der Bewegung aus, indem du dich für 3-mal 5 Wiederholungen in 3 Sekunden von oben bis zum Aushängen
herablässt. Generell gilt: Griffwechsel sorgen für Ab-
wechslung und eine ausgeglichene Muskulatur. Eine
gute Voraussetzung für Muscle-up oder Parkour.

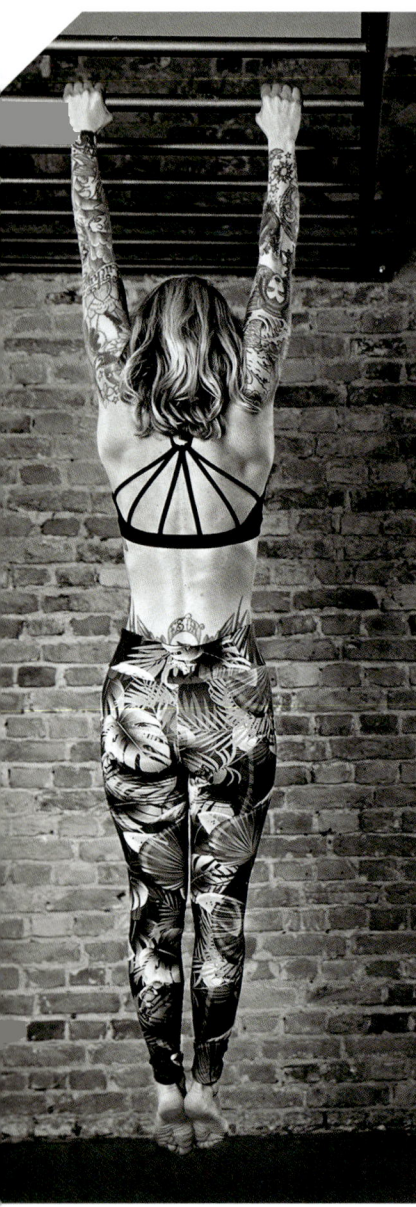

STÄRKT DIE GRIFFKRAFT, GIBT DEN SCHULTERN RAUM UND SCHENKT MEHR FLEXIBILITÄT

AUSHÄNGEN

Das Dehnen an der Klimmzugstange ist in der Bewegerszene sehr populär, wird unter Yogis aber immer noch unterschätzt. Leider, denn das regelmäßige Aushängen streckt die Wirbelsäule, die großen Rückenmuskeln und kann dort entstauchen, wo der Körper dringend Platz benötigt. Wer seine Handstandlinie verbessern möchte, tut sich mit dieser Übung ebenfalls etwas Gutes, da Länge über alle Seiten entsteht. Wenn du Spaß an Herausforderungen hast, kannst du die Vier-Wochen-Hanging-Challenge ausprobieren, bei der du über den Tag verteilt insgesamt sieben Minuten aushängst.

1 Greife die Stange schulterbreit oder breiter, indem du nach oben springst oder auf einen Hocker steigst. Die Handflächen können entweder zu dir hin- oder von dir wegzeigen.

2 Lass dich jetzt einfach baumeln – anfangs nur für ein paar Atemzüge, später für 1 Minute. Spiele mit der Position, indem du mal das Kinn zur Brust ziehst, mal nach oben blickst.

3 Um deine Schultern und den oberen Rücken auf Klimmzüge vorzubereiten, hängst du dich erst so, dass deine Schultern an den Ohren sind. Dann ziehst du sie mit gestreckten Armen von diesen weg, als wolltest du dich ganz hochziehen.

4 Wiederhole die Kräftigung des Schulterblatts 4- bis 8-mal.

TIPP

Um den unteren Rücken zu entstauchen, aktiviere deine Bauchmuskeln und strecke zusätzlich aktiv deine Beine und Füße.

FÜR DIE HANDGELENKE

WRIST RELIEF

Gerade für Yoganeulinge ist das viele Gewicht auf den Handgelenken in einer Vinyasa-Stunde ungewohnt. Diese Übung erleichtert den Einstieg ins Vinyasa, weil sie die Handgelenke dehnt und beweglicher macht.

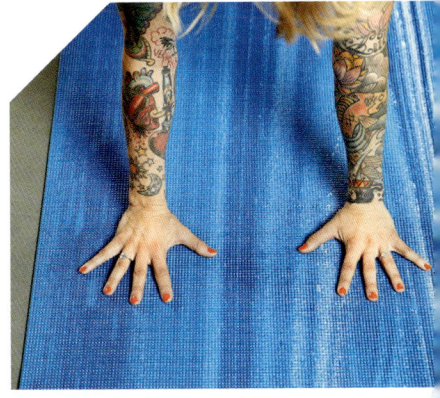

1 Gehe in den Vierfüßlerstand und platziere deine Hände mit weit aufgefächerten Fingern auf der Matte.

2 Verlagere nun das Gewicht von einer Hand auf die andere (wie ein eleganter Panther) und beginne damit, die Hände in alle Richtungen zu drehen.

3 Drehe deine Handgelenke einmal ganz nach außen, bis die Finger zu dir zeigen und du eine leichte Dehnung in den Unterarmen spürst.

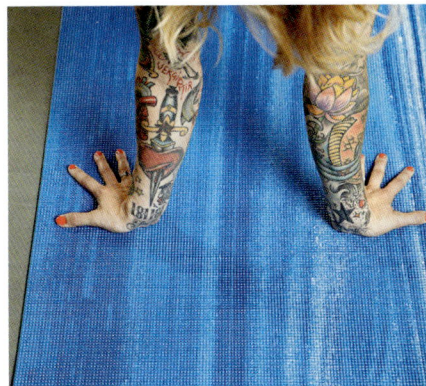

4 Wiederhole das Ganze in die andere Richtung, bis deine Ellbogen ganz nach außen zeigen.

TIPP

Schüttle deine Handgelenke zwischendurch immer wieder aus, um jegliches Stauchen zu vermeiden.

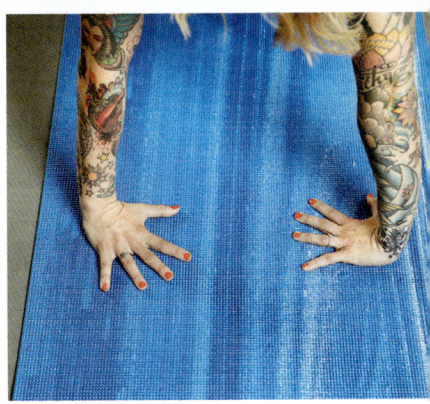

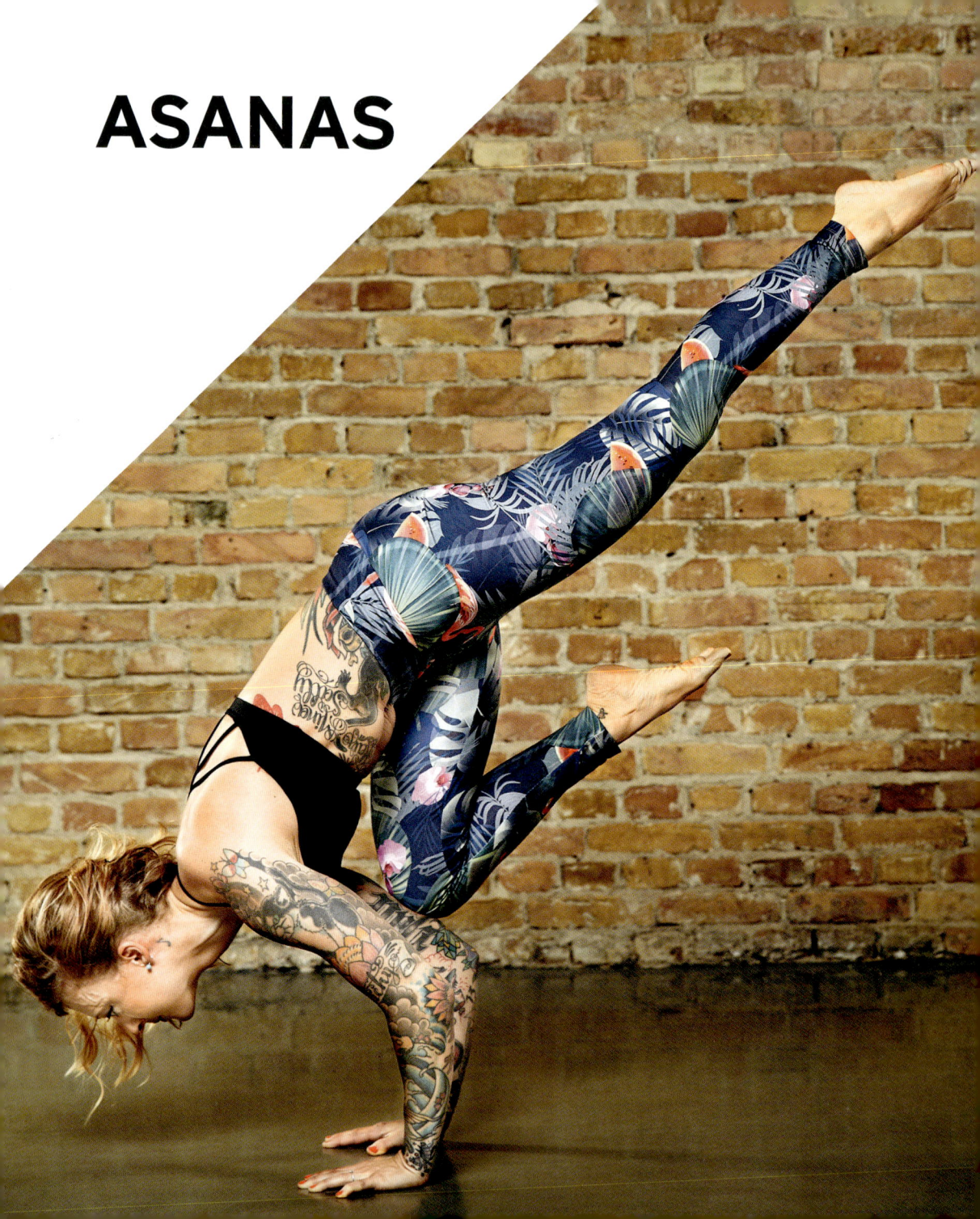

ASANAS

DIE ATMUNG

Ohne den Atem wird Yoga zum reinen Fitnesstraining. Nutze die Ujjayi-Atemtechnik, um den Geist zu beschäftigen und deine Konzentration auf das Üben im Hier und Jetzt zu lenken. Der Atem ist wie ein guter Freund, der dich jedes Mal aufs Neue auf die Qualität deiner Praxis hinweist – und darauf, inwieweit du wirklich anwesend bist.

Ujjayi beschreibt das leise Geräusch im Rachenraum. Es klingt wie sanftes Meeresrauschen (nicht zu verwechseln mit Darth Vader), beruhigt den Geist und erhöht Vitalkapazität sowie Lungenvolumen. Es entsteht, wenn du die Stimmritze leicht verschließt und durch die Nase ein- und ausatmest.

DIE BANDHAS

Bandhas, die Energietore, helfen dir, den Atem durch den Körper zu leiten und die Lebensenergie, den Pranic Flow, zu regulieren. Wider die Schwerkraft und für mehr Leichtigkeit. Beim Kick Ass Yoga spielen vor allem Mula und Uddiyana Bandha eine wichtige Rolle.

- Mula Bandha, der Wurzelverschluss, wird durch eine Kontraktion des Beckenbodens eingeleitet. Beginne diesen am Ende der Einatmung nach innen und oben zu ziehen.
- Für Uddiyana Bandha ziehst du am Ende der Ausatmung den Bauch zwei Finger unter dem Nabel leicht nach innen.

Das Verständnis für diese Verbindung von Atem und Muskulatur ist nicht nur der Schlüssel zu einer gesunden Yogapraxis, sondern auch zu einem tollen Sixpack. Das Spiel der Bandhas schützt zudem in allen Asanas den Rücken, schafft Länge in der Wirbelsäule und Raum für Bewegung. Bei konstanter Anwendung ersetzt es jegliche Core-Übungen.

DRISHTI

Ein Drishti ist ein Fokuspunkt, der sich in den einzelnen Asanas unterscheiden kann. Während der gesamten Praxis willst du nach innen schauen, auch wenn deine Augen geöffnet sind. Dadurch schulst du deine innere Wahrnehmung. Was zählt, bist du auf deiner Matte und nicht das, was neben dir passiert. Generell gilt: Wende deinen äußeren Blick in die Richtung, in die der Stretch geht.

SONNENGRUSS

Der beste Einstieg ins Vinyasa Flow Yoga ist der Sonnengruß (Surya Namaskar). Je nach Körperbau und Trainingslevel lässt er sich mit den einfachsten Mitteln abwandeln, sodass jeder auf seine Kosten kommt. Man unterscheidet grob drei Varianten: den klassischen Sonnengruß sowie Sonnengruß A und B (mit stehenden Haltungen wie Krieger 1 + 2). Ein kurzer, vereinfachter Ablauf des Sonnengruß A beginnt und endet mit der Berghaltung (Tadasana), verläuft über den Liegestütz (Schiefe Ebene) in eine Rückbeuge der Wahl (Kobra oder Updog), von dort geht es zum Downdog und wieder zurück zu Tadasana. Eine ausführliche Videoanleitung findest du hier: www.gu-fitness.de/kick-ass-yoga

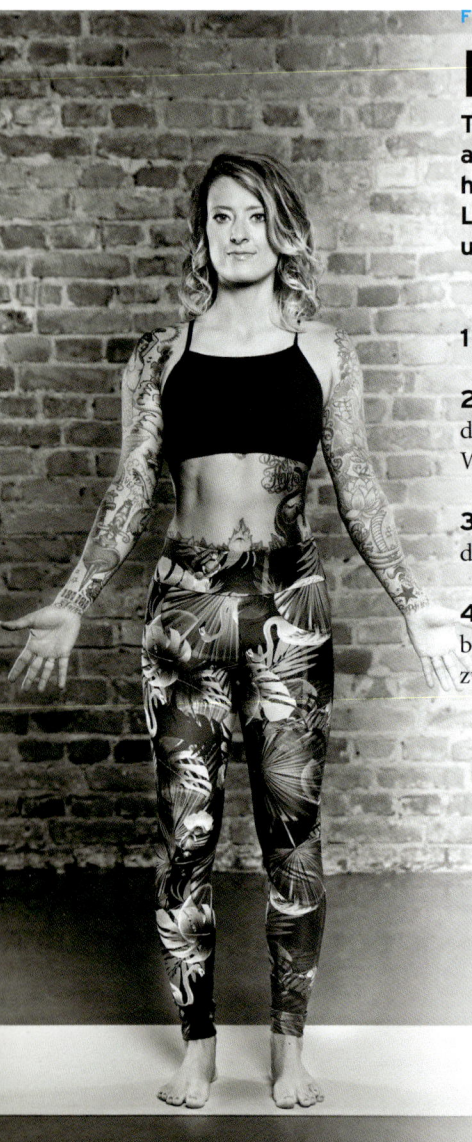

FÜR SELBSTVERTRAUEN, ERDUNG UND BALANCE

DIE BERGHALTUNG

Tadasana, die Bergposition, ist Start und Endpunkt aller Sonnengrüße. Ein müheloses, aufrechtes Stehen klingt einfacher, als es ist. Strebe eine gerade Linie an, ohne dir dabei den Atem abzuschnüren und blau anzulaufen.

1 Du stehst aufrecht, die Füße in hüftbreitem Abstand.

2 Aktiviere deine Beinmuskulatur und die Bandhas, indem du den Beckenboden anspannst und den Bauchnabel zur Wirbelsäule ziehst.

3 Lass dein Steißbein in Gedanken immer schwerer werden, damit das Becken in eine optimale Lage kippt.

4 Stell dir vor, du wächst Richtung Himmel und dein Atem breitet sich in dir in alle Richtungen aus. Bleibe für 5 Atemzüge in der Haltung, dann kannst du wieder entspannen.

»STHIRA-SUKHAM ASANAM«
»Die ideale Haltung ist stabil und angenehm zugleich.« (Yoga Sutra 2.46)

FÜR EINE STARKE MITTE UND GESUNDE BEINE

DIE KRIEGER-GANG

Die üblichen Verdächtigen sind die selbstbewussten Krieger 1 und 2. Mit ihrer Hilfe lässt sich aus dem einfachen Sonnengruß ein deutlich anspruchsvolleres Workout zusammenstellen. Sie werden entweder aus der Bergposition oder im Fließen aus dem Downdog geübt und schulen die Konzentration, die Beinkraft und die Geduld.

KRIEGER 1

1 Aus der Bergposition (▶ Seite 24) trittst du mit dem linken Bein einen Schritt zurück. Beginner lassen dabei die hintere Ferse oben. Fortgeschrittene erden den Fuß auf der Matte.

2 Mit der Einatmung hebst du die Arme über die Seite nach oben. Strecke deine Arme Richtung Decke und drehe deine kleinen Finger leicht zueinander. Verweile so 1 bis 5 Atemzüge und wachse mit jeder Einatmung wider die Schwerkraft. Dann ist die andere Seite dran (Bild oben).

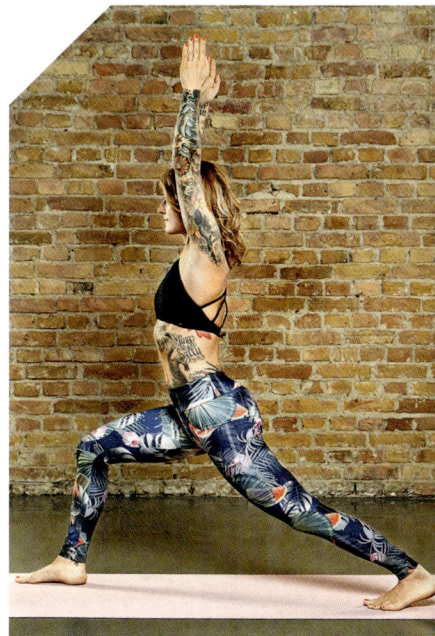

KRIEGER 2

1 Wieder machst du aus Tadasana mit dem linken Bein einen Schritt zurück. Die hintere Ferse liegt flach am Boden.

2 Strecke den linken Arm nach hinten, den rechten nach vorne, bis sie nahezu parallel zum Boden sind und das rechte Knie über oder hinter dem rechten Fußgelenk schwebt.

3 Richte deinen Blick nach vorne und kippe das Becken durch die Bandhas gestützt, sodass der rechte Oberschenkel leicht nach außen rotieren möchte und die linke Leiste sich entfalten kann. Verweile 1 bis 5 Atemzüge lang und wechsle dann über einen Schritt nach vorne die Seiten (Bild unten).

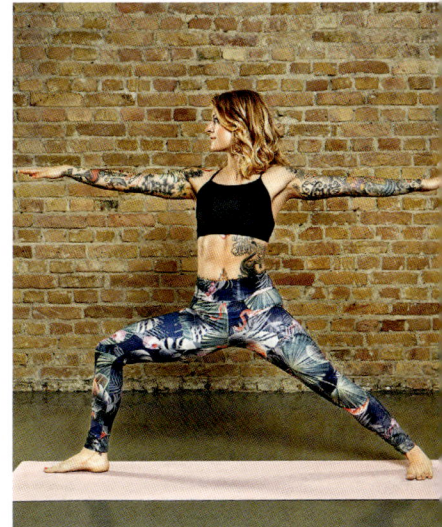

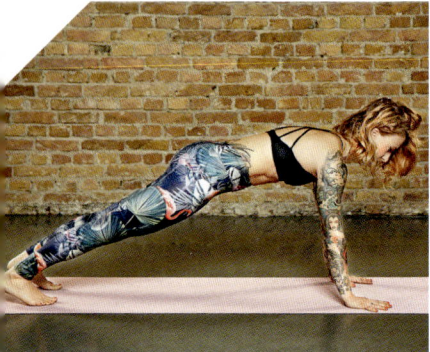

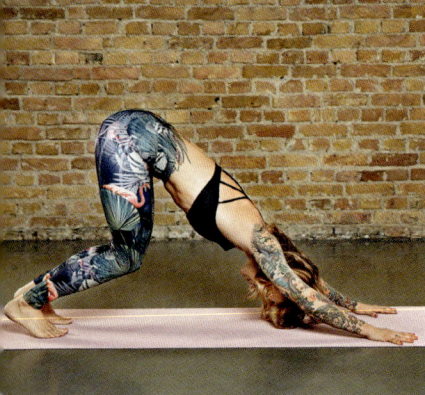

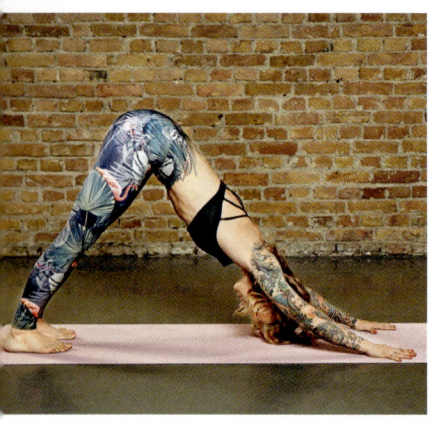

FÜR DIE HINTERE OBERSCHENKELMUSKULATUR

DER DOWNDOG

Der nach unten schauende Hund ist eine der wichtigsten Basic-Asanas und ein wahres Allheilmittel. Er dehnt die Hamstrings, kräftigt den Rücken und gibt sofort Feedback, wie es dir heute geht. Du kannst ihn immer wieder in deinen Alltag einbauen: morgens nach dem Aufstehen, mittags in einer geschützten Ecke im Büro und abends, um dir den Tag aus den Gliedern zu strecken und wieder zurück in den eigenen Körper zu finden. In den Sonnengrüßen wird der Hund sehr oft wiederholt, weshalb es sich lohnt, ihn genauer unter die Lupe zu nehmen.

1 Die beste Ausgangsposition für den herabschauenden Hund ist die schiefe Ebene. Gehe dafür in den Vierfüßlerstand, setze die Fußballen auf und hebe die Knie vom Boden.

2 Schiebe aus dieser Position (beachte Tipp unten) deine Hüften nach hinten, sodass dein Körper ein Dreieck bildet.

3 Setze deine Hände schulterbreit auf und spreize deine Finger. Richte die Mittelfinger parallel zueinander aus. Lass deinen Kopf zwischen deinen Oberarmen hängen. Dein Nacken und der obere Trapezius sind dabei so entspannt wie möglich.

4 Drehe Schultern und Oberarme leicht nach außen und drücke dich gleichzeitig vom Boden weg. Die Füße stehen hüftbreit oder breiter, du kannst deine Fersen nicht sehen.

TIPP

Falls deine Fersen im Downdog nicht den Boden berühren, ist das kein Drama, sondern einfach nur ein Zeichen dafür, dass die rückseitige Kette verkürzt ist. Beuge einfach die Knie, um dosiert in die Dehnung zu gehen. Lass aber dabei den Rücken nicht rund werden.

FÜR DIE LEISTEN

DER PSOAS-STRETCH

Der Hüftbeuger (M. Iliopsoas) ist ein Gegenspieler der Ischiocrural- und Glutealmuskulatur. Er wird beim Sonnengruß A stärker gekräftigt, während der Sonnengruß in Kombination mit Krieger 1 dort wieder Platz schafft. Für viele ist dieser Bereich, der auch als Seelen- oder Schutzmuskel beschrieben wird, ein rotes Tuch. Dabei verdient er definitiv mehr Beachtung. Die folgende Übung lässt ein entspanntes Loslassen in den Leisten zu.

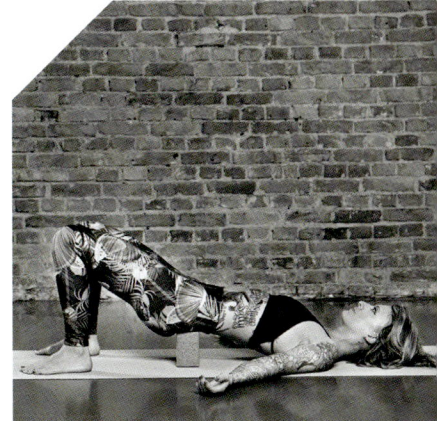

1 Lege dich wie für die Brücke in Rückenlage auf den Boden oder auf deine Matte und stelle deine Füße hüftbreit hinter dein Gesäß, die Fußsohlen flach am Boden. Mit den Fingerspitzen deiner Mittelfinger kannst du deine Fersen berühren.

2 Jetzt hebst du dein Becken vom Boden und bringst deine Schulterblätter über ein Zusammenruckeln zueinander. Greife einen Yogablock (oder deine Faszienrolle) und setze ihn unter dein Kreuzbein, nicht unter die Wirbelsäule.

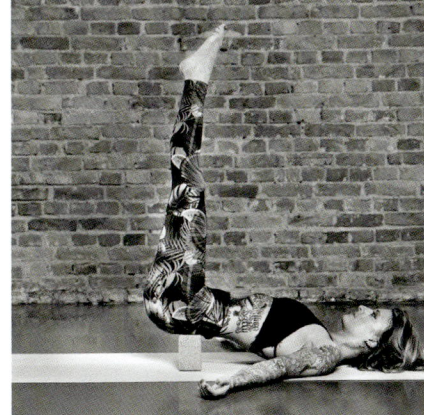

3 Für die entspannte Variante einer Umkehrhaltung, gerade wenn sich die Beine mal schwer anfühlen, strecke deine Füße Richtung Decke. Bleibe für 5 Atemzüge.

4 Ziehe nun langsam das rechte Knie zur Brust und lass dein linkes Bein schwer schweben. Bleibe für etwa 15 Atemzüge pro Seite in der Haltung, dann wechsle die Seite.

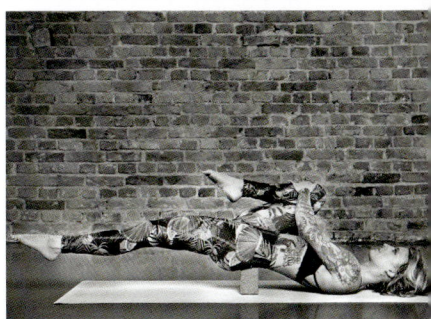

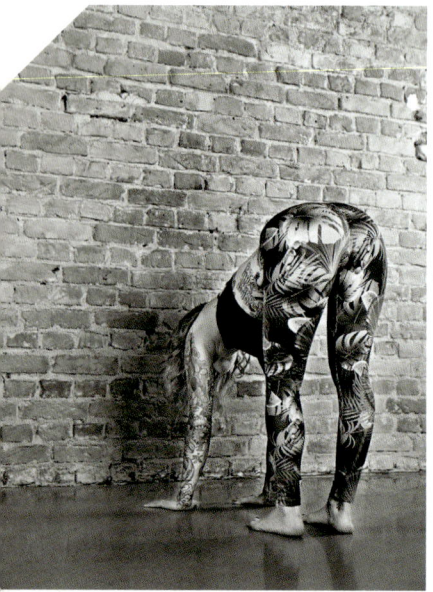

MOBILISIERT BRUSTWIRBELSÄULE UND SCHULTERN

DER WAND-STRETCH

Urdva Dhanurasana, das Rad, kann anfangs zu viel sein. Deshalb ist es wichtig, eine Alternative zu kennen, die Schultern und Brustwirbelsäule öffnet, ohne den unteren Rücken zu belasten. Diese Übung sieht schwieriger aus, als sie ist. Dennoch empfiehlt es sich, sich dabei von einem Partner unterstützen zu lassen, für den Fall, dass die Kraft in den Armen nachlassen sollte.

1 Setze deine Hände etwa zwei Handbreit vor einer Wand am Boden auf. Kicke dich dann mit dem Blick Richtung Daumen in einen Handstand mit dem Rücken zur Wand.

2 Sind die Füße an der Wand, legst du langsam auch deine Beine und deine Hüften an dieser ab.

3 Entspanne deinen Nacken und aktiviere deine Bandhas, um die Beugung aus deiner Brustwirbelsäule zu initialisieren und die Schultern zu öffnen. Rutsche dafür mit dem Gesäß Richtung Boden. Bleibe für 5 bis 15 Atemzüge in der Haltung.

4 Um die Position zu verlassen, beugst du deine Knie, schaust Richtung Boden, drückst dich mit den Füßen von der Wand weg und landest weich wie ein Ninja.

ÜBE VORAUSSCHAUEND

Sei dir deiner Kräfte bewusst: Verlasse die Position, bevor deine Arme butterweich werden und du es nicht mehr sicher zurückschaffst.

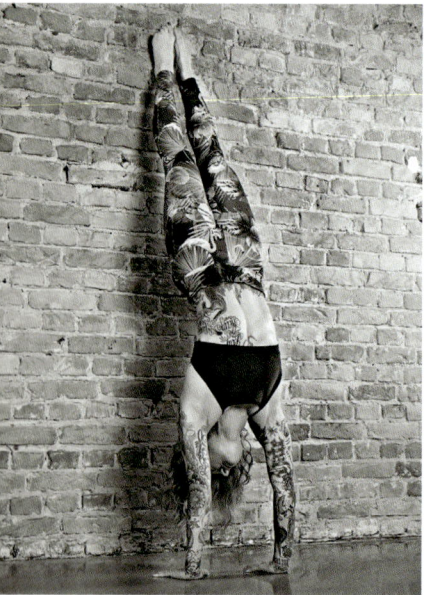

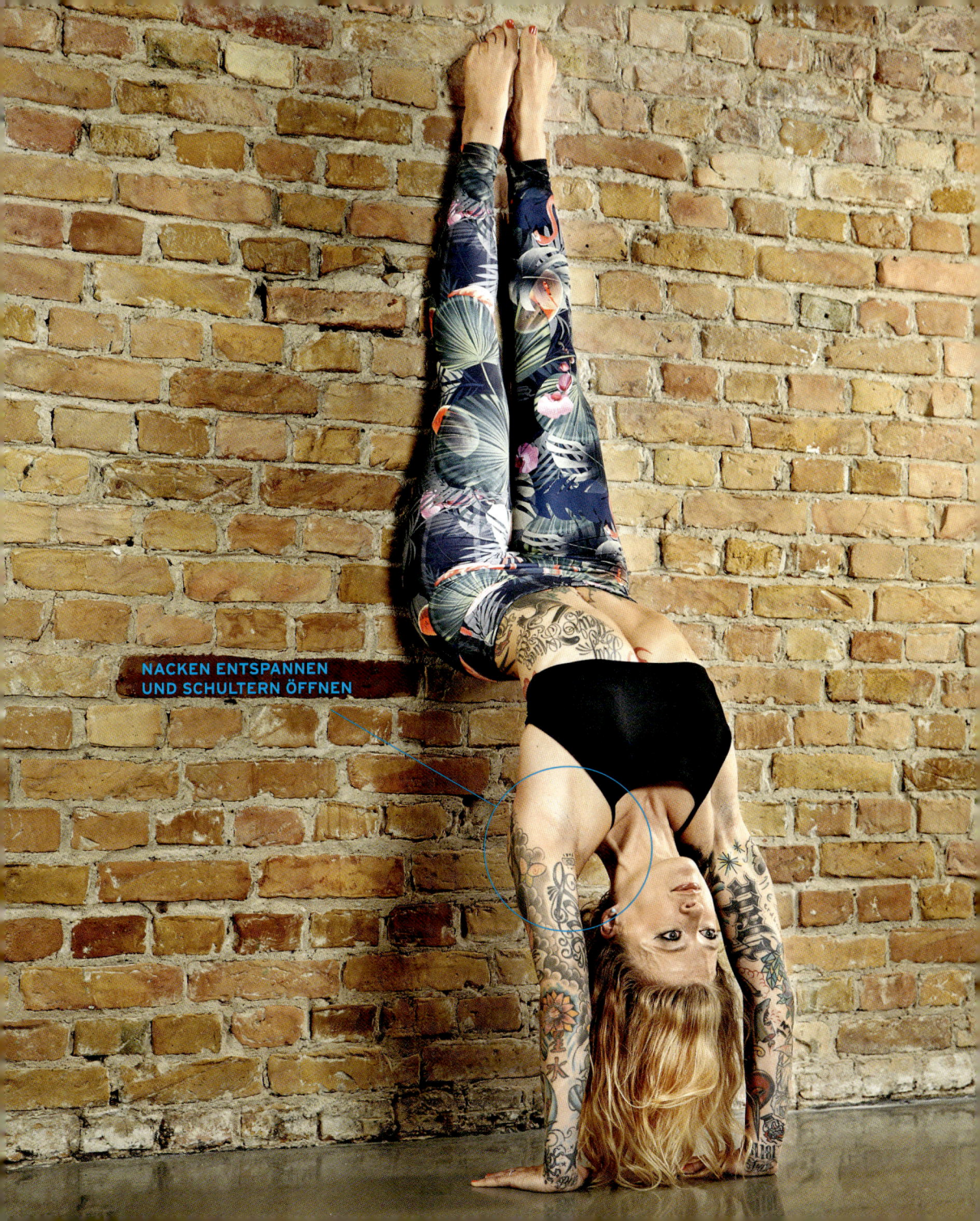

NACKEN ENTSPANNEN
UND SCHULTERN ÖFFNEN

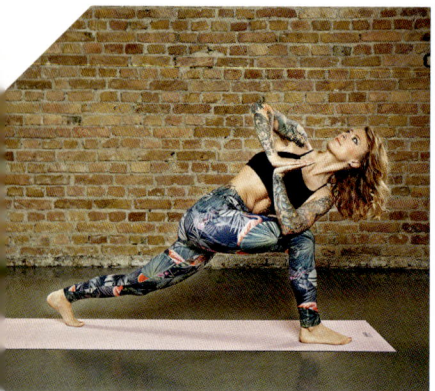

TWIST & SHOUT

Drehungen im Yoga sind Detox für die Wirbelsäule. Sie wringen unter anderem die Bandscheiben aus, damit sie sich mit frischen Nährstoffen füllen können. Das beugt schmerzhaften Blockaden vor. Die Drehrichtung orientiert sich am Verlauf der Verdauungsorgane: Es geht immer erst nach rechts.

KRIEGER-TWIST

1 Nimm die Haltung des Kriegers 1 mit dem rechten Bein vorne ein (▶ Seite 25). Falte deine Hände vor dem Brustbein und drehe dich aufrecht zur rechten Seite. Verhake deinen linken Ellbogen außerhalb des rechten Oberschenkels und nutze ihn als Hebel. Wenn du den hinteren Fuß nicht flach auf die Matte legen kannst, hebe die Ferse leicht an (Bild oben). Fortgeschrittene legen die linke Hand am Boden ab (Bild Mitte). Mit jeder Einatmung verlängerst du deine Wirbelsäule. Unterstütze dein Zentrum über die Ausatmung. Verweile hier für 5 Atemzüge.

2 Kehre mit einer Einatmung zurück in den Krieger 1 und verbinde die Seiten mit einem Vinyasa, deinem Sonnengruß-Ablauf oder tritt nach vorne. Wiederhole den Ablauf dann zur linken Seite.

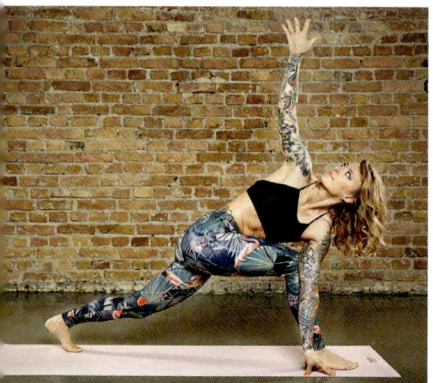

GEDREHTES DREIECK

1 Du startest aus dem Dreieck (rechtes Bein vorne). Setze die linke Hand unter die linke Schulter und bringe deine rechte Hand zur rechten Hüfte. Strecke deine Wirbelsäule.

2 Mit einer Einatmung hebst du den rechten Arm für die Drehung Richtung Decke. Bleibe auch hier 5 Atemzüge und wechsle danach die Seite (Bild unten).

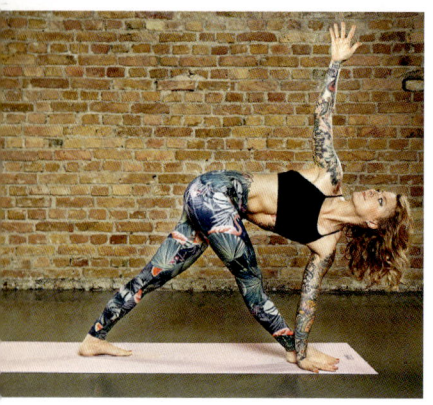

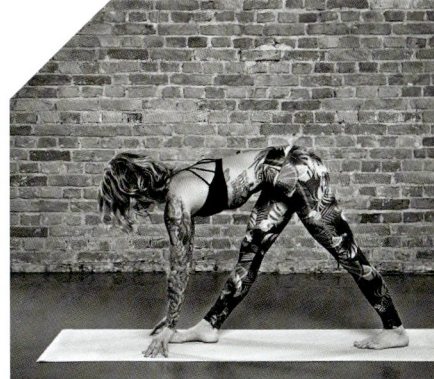

TOUGH BASICS

TWISTED MOON

Der gedrehte Halbmond erfordert viel Geduld und Fingerspitzengefühl. Ziel ist es, beide Beine zu strecken, den Rücken mithilfe des Core zu verlängern und der Brustwirbelsäule mehr Beweglichkeit zu ermöglichen. Ein Yogablock erleichtert anfangs die Drehbewegung.

1 Aus Tadasana (▶ Seite 24) hebst du deine Arme mit der Einatmung über die Seiten nach oben und beugst dich für die stehende Vorbeuge mit der Ausatmung nach vorne.

2 Von hier streckst du dein linkes Bein nach hinten und flointest den Fuß (siehe Info). Positioniere bei Bedarf einen Block unter deine linke Hand.

3 Greife jetzt mit dem Daumen der rechten Hand in die rechte Hüftgrube und strecke dich einmal mehr in die Länge.

4 Mit der nächsten Einatmung hebst du langsam deinen rechten Arm so weit wie möglich Richtung Decke. Bleibe für 5 Atemzüge, ehe du in die Vorbeuge zurückkehrst und auch die andere Seite übst.

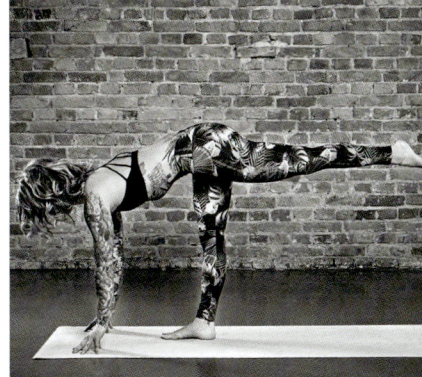

POINT, FLEX UND FLOINT

Es gibt drei Möglichkeiten, den Fuß zu halten, jede hat eine andere Auswirkung auf das Bein.

Flex: Den Fuß flexen bedeutet, die Zehen zum Schienbein zu ziehen und die Ferse von sich zu schieben. Das aktiviert den Quadrizeps an der Beinvorderseite und streckt/dehnt die Beinrückseite.

Point: Die gestreckte Fußspitze aktiviert Vorder- und Rückseite des Beins, vor allem Quadrizeps und Wade.

Floint: Die Kombination aus Flex und Point ermöglicht es, die Zehen zu spreizen. Das fühlt sich toll an und verschafft dem Fuß, der täglich weggeschnürt wird, wieder Raum.

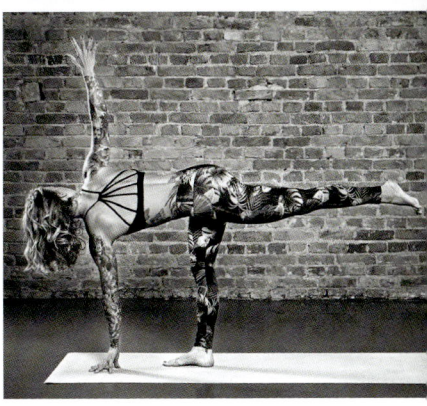

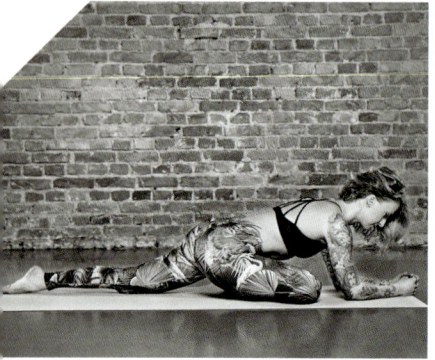

HALLO, HÜFTÖFFNER

Die Halbe Taube ist eine sehr gute Möglichkeit, die Außenrotation der Hüften zu verbessern. Wer es mit den Knien hat, versucht es mit dem Nadelöhr als schmerzfreie Alternative. Verweile in jeder Position zwischen 5 und 15 Atemzügen pro Bein.

HALBE TAUBE

Aus dem Downdog (▶ Seite 26) legst du deinen rechten Unterschenkel unter der Brust auf der Matte ab. Dein rechter Fuß will zur linken Mattenseite, dein rechtes Knie zur rechten Kante. Richte deinen rechten Unterschenkel möglichst senkrecht zur vorderen Mattenkante aus. Flexe deinen Fuß leicht. Rutsche mit dem hinteren Fuß weiter zurück, um dich tiefer setzen zu können. Atme ein und lege dich dann mit der Ausatmung auf deine Fäuste oder die Matte ab (Bild oben).

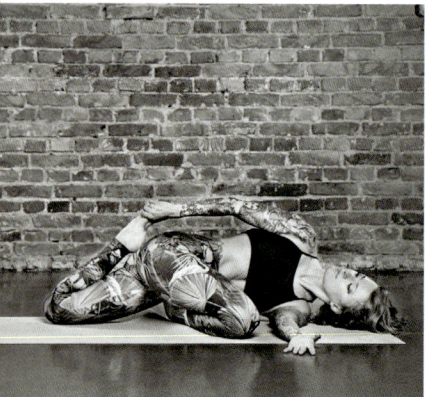

HALBE TAUBE MIT QUAD-STRETCH

Stütze dich aus der Halben Taube mit dem linken Unterarm am Boden ab, beuge dein linkes Knie und greife mit der rechten Hand deinen linken Fuß. Wenn möglich, lege deinen Kopf auf der Matte ab und drehe dich auf, bis deine Schultern senkrecht übereinanderstehen (Bild Mitte).

NADELÖHR

Lege dich auf den Rücken, kreuze deinen rechten Fuß über den linken Oberschenkel und verschränke die Finger hinter diesem. Versuche, Kopf und Schultern am Boden abzulegen, zur Not auch auf einer Decke (Bild unten).

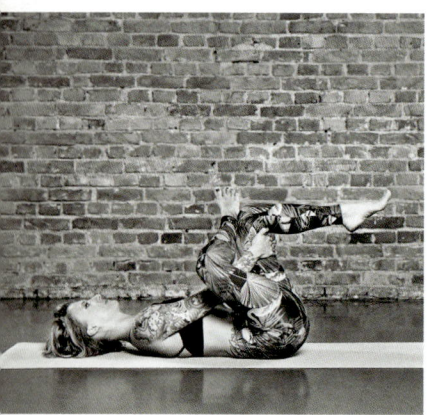

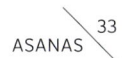

STÄRKT DIE FÜSSE UND ENTLASTET DIE LENDENWIRBELSÄULE

DER SQUAT

Die Hocke (Malasana) ist eigentlich eine zutiefst menschliche Haltung. Wir haben sie im Laufe der Evolution jedoch immer mehr verlernt, worunter nicht nur die Beweglichkeit der Hüften leidet, sondern die ganze rückseitige Kette. Mit dem Squat kannst du deinen Körper wieder peu à peu an die Hocke gewöhnen.

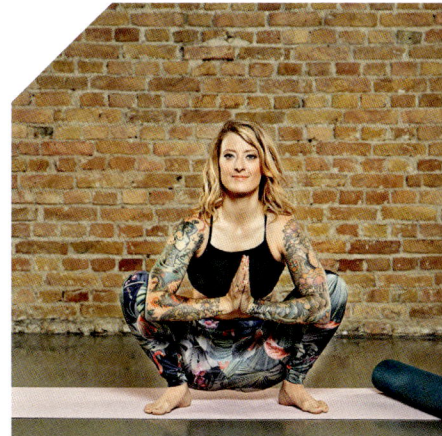

1 Beuge aus dem hüftbreiten Stand deine Knie und hocke dich »einfach« hin. Die Zehen zeigen leicht nach außen. Falls deine Fersen den Boden nicht berühren, lege eine aufgerollte Matte oder gefaltete Decke unter.

2 Als absoluter Beginner faltest du deine Hände vor dem Herzen und drückst deine Ellbogen 10-mal von innen gegen die Knie, um die Hüften zu öffnen. Steh wieder auf und schüttele deine Beine aus. Wiederhole das Ganze über den Tag verteilt 3-mal (Bild oben).

3 Als Fortgeschrittener umgreifst du mit der linken Hand deinen rechten Fußknöchel. Atme ein und drehe deinen Brustkorb Richtung Decke auf. Mit der Ausatmung versuchst du, mit dem rechten Ellbogen den Boden zu berühren. Wiederhole die Bewegung 10-mal pro Seite (Bild unten).

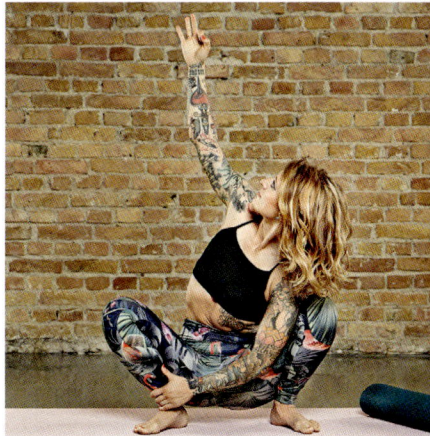

VERBESSERT DIE KRAFT, BALANCE UND BEWEGLICHKEIT
DER BEINE UND SPRUNGGELENKE

DER PISTOL SQUAT

Diese Übung für Fortgeschrittene stammt aus dem Calisthenics-Bereich, dem Training ohne zusätzliche Geräte und Gewichte (ja, Yoga ist auch eine Art Calisthenics), und gibt mehr Stabilität für alle stehenden Haltungen und Balancen im Yoga. Einbeinige Kniebeugen helfen zudem, Dysbalancen zwischen beiden Körperhälften auszugleichen.

1 Ausgangsposition ist der hüftbreite Stand. Halte dich an einem Stuhl fest, verlagere dein Gewicht auf den linken Fuß und hebe den rechten Fuß etwas vom Boden ab, indem du das rechte Bein nach vorne streckst.

2 Beuge langsam dein Standbein, als ob du dich setzen würdest. Stehe dann aus der Kraft des Standbeins heraus wieder auf. Zur Not helfen deine Hände mit, dich hochzuziehen.

3 Wenn du genug Übung hast, streckst du frei stehend das rechte Bein. Optional kannst du den rechten Zeh mit der rechten Hand greifen, die Linke liegt an der Hüfte. Beuge wieder langsam das Standbein und lass dein Gewicht gleichmäßig ab, soweit es die Flexibilität deines Sprunggelenks erlaubt. Stehe ebenso langsam wieder auf. Vielleicht klappt es anfangs nur 1- oder 2-mal. Steigere die Wiederholung aber stetig.

> **ACHTUNG**
> Voraussetzungen für Pistols: Du beherrschst die tiefe Position im Squat und die Seite des gestreckten Beins ist ausreichend beweglich. Kniepatienten bleiben möglicherweise besser beim tiefen Squat.

FÜR MEHR CORE, STARKE ARME UND BALANCE

DIE KRÄHE

Diese Übung ist ein beliebter Partytrick. Sie sieht nach viel aus, dabei ist sie, wenn man die Knochen ordentlich übereinanderstapelt, balancetechnisch gesehen relativ leicht. Der verrückte Vogel wird oft mit dem Kranich verwechselt. Der Unterschied liegt in der Intensität und der Intention: Die Krähe baut Kraft auf, der Kranich dient irgendwann als Übergang in den Handstand.

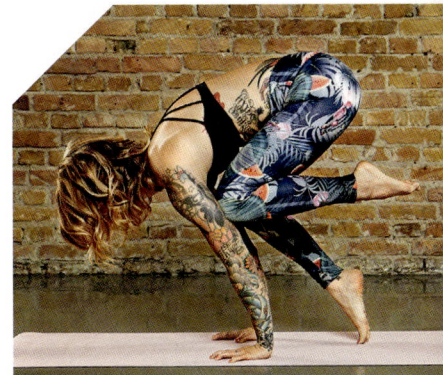

BABYKRÄHE

1 Beuge deine Knie aus einer weiten Vorbeuge und setze deine Hände schulterbreit auf dem Boden auf. Für eine stabilere Basis fächerst du deine Finger auf. Setze deine Knie auf deinen Oberarmen ab. Blicke eher nach vorne als nach unten, um einen Purzelbaum zu vermeiden.

2 Lehne dich langsam vor, bis deine Unterarme senkrecht sind und eventuell ein Bein oder sogar beide sich vom Boden lösen. Verweile so etwa 5 bis 10 Atemzüge (Bild oben).

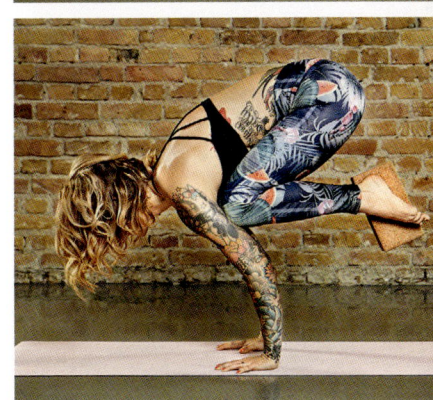

KRANICH

Für den Kranich setzt du deine Knie höher auf, nahe der Achselhöhlen. Blicke wieder nach vorne und verfahre dann wie bei der Krähe. Nutze jedoch zusätzlich die Bandhas, runde den Rücken und strecke die Arme vollständig durch.

CORE DRILL: DIE KRÄHE MIT BLOCK

Fortgeschrittene können sich für mehr Core-Spannung einen Block zwischen die Füße stellen (Bild unten). Hebe ihn spielerisch 5- bis 10-mal zum Gesäß.

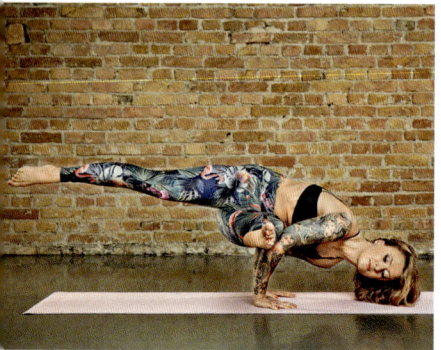

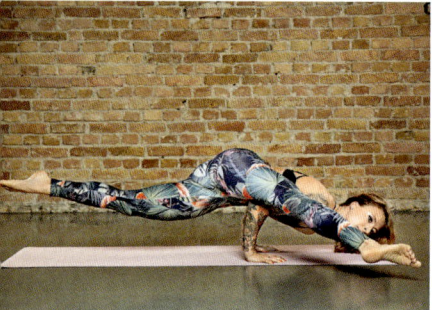

B-BOY-TRICKS

Eka Pada Koundinyasana 1 + 2 gehören auf jeden Fall auch in die Partytrickkiste und sind bei Breakdancern schon lange Standard.

EKA PADA KOUNDINYASANA 1

1 Geh in die Hocke und verlagere dein Gewicht auf die Fußballen. Drehe dich zur rechten Seite und platziere beide Hände ganz nah neben dem rechten Knie am Boden. Die Fingerspitzen zeigen nach rechts.

2 Verlagere etwas Gewicht auf die Hände und hebe den Po ein wenig an. Beuge beide Ellbogen so, dass du dich mit der rechten Hüfte fast auf den rechten Ellbogen setzen kannst. Blicke nach vorne und verlagere dein Gewicht allmählich ganz auf die Arme, bis du schwebst. Im Punkt der Balance grätschst du die Beine. Lande nach 5 Atemzügen wieder in der Ausgangsposition und versuche die andere Seite (Bild oben).

EKA PADA KOUNDINYASANA 2

1 Mach mit dem rechten Fuß einen Ausfallschritt nach vorne und lege dein linkes Knie am Boden ab. Schiebe deine rechte Schulter so weit wie möglich unter das rechte Knie. Versuche, dein rechtes Bein über dem rechten Oberarm zu strecken.

2 Setze deine linke Hand jetzt mehr mittig unter dir ab, um aus deinen gebeugten Ellbogen wieder ein »Podest« zu bauen, auf dem du dich anfangs ablegen kannst. Später fällt der linke Ellbogen als Ablage ganz weg. Versuche, dich so nach vorne zu lehnen, bis beide Beine zu schweben beginnen. Hebe dein linkes Bein dabei aktiv vom Boden weg (Bild unten).

3 Über den Downdog (▶ Seite 26) wechselst du die Seite.

FÜR MEHR BALANCE UND GESCHICKLICHKEIT

DIE LIEGENDE ACHT

Ashtavakrasana ist eine der am meisten fotografierten Yogahaltungen, dabei ist sie eine der einfachsten, wenn man den Dreh mal raushat. Sie lässt sich auch von Beginnern sicher üben, weil die Fallhöhe geringer ist als beim Handstand.

1 Setze dich im Schneidersitz hin, schnappe dir deinen rechten Unterschenkel und lege die rechte Kniekehle auf die rechte Schulter. Wichtig: Das Bein darf nicht weiter abrutschen.

2 Setze deine rechte Hand außerhalb des rechten Oberschenkels am Boden auf. Hebe dann dein linkes Knie an, sodass du auch deine linke Hand aufsetzen kannst.

3 Kreuze deinen linken Fuß über den rechten. Stell dir vor, deine Beine würden sich wie Magneten anziehen. Quetsche dafür deinen rechten Oberarm mit den Beinen zusammen.

4 Jetzt hebst du dein Gesäß ab und lehnst dich gleichzeitig nach vorne, bis deine Oberarme parallel zum Boden stehen und deine Beine zur rechten Seite zeigen. Lächeln!

5 Wiederhole das Ganze auf der anderen Seite.

AUFWÄRMEN NICHT VERGESSEN

Die liegende Acht erfordert gut vorbereitete Hüften. Zum Aufwärmen kannst du im halben Schneidersitz den Unterschenkel des gebeugten Beins nach links und rechts wiegen wie ein Baby und so das Hüftgelenk kreisen lassen.

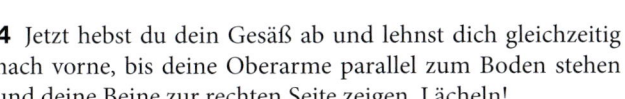

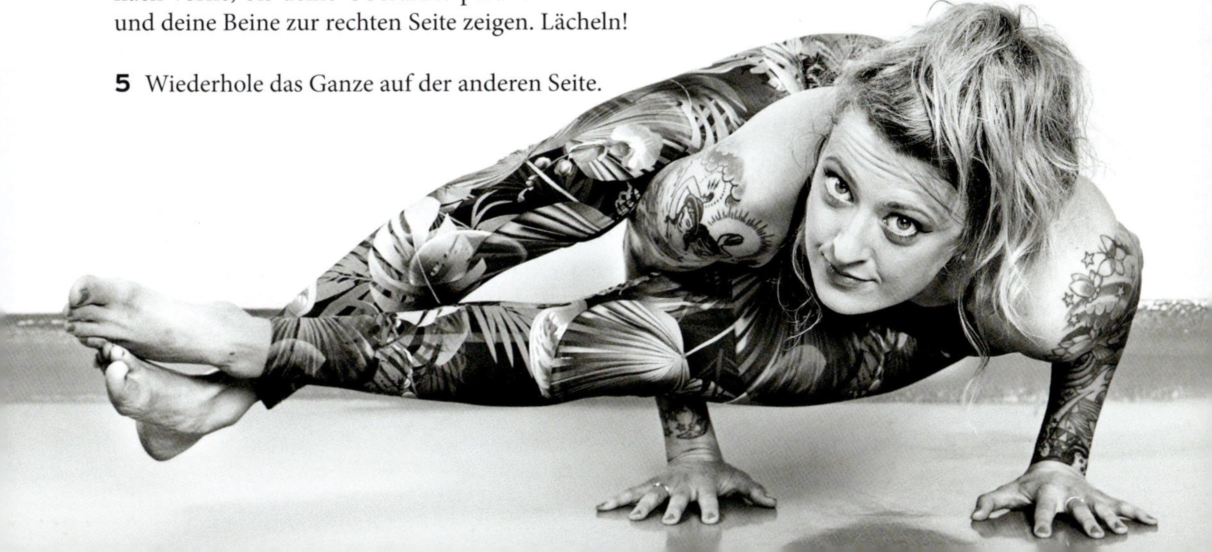

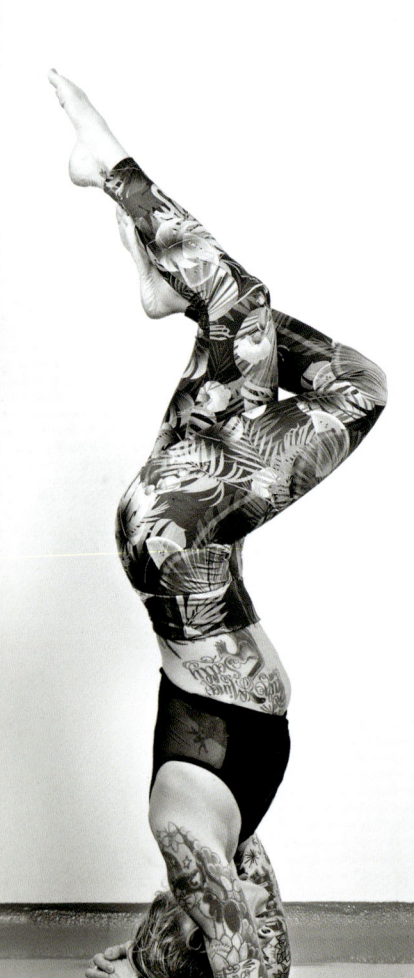

KRÄFTIGT SCHULTERN UND NACKEN, BERUHIGT UND FÖRDERT DEN STOFFWECHSEL

DER KOPFSTAND

Eine Grundregel bei Sirsasana lautet: nicht springen! Anstatt dich ruckartig auf die Halswirbelsäule zu werfen, sollst du aus der Kraft der Körpermitte in die Asana schweben. Es lohnt sich, diese Kraft in den Schultern und im gesamten Rumpf aufzubauen, da sie sich auf alle anderen fortgeschrittenen Umkehrhaltungen überträgt, etwa den Unterarmstand und den Handstand.

1 Starte im Vierfüßlerstand. Verschränke deine Finger ineinander und lege deine Unterarme schmaler als schulterbreit auf die Matte. Lege dann deinen Scheitel so zwischen deine Arme, dass deine Unterarme Kontakt zu ihm haben (eventuell Matte doppeln). Auf Dauer ist es besser, so wenig Gewicht wie möglich auf dem Nacken lasten zu lassen und stattdessen mehr Kraft im Schultergürtel zu entwickeln.

2 Beginner starten mit dem halben Kopfstand. Hebe dazu deine Knie vom Boden ab, schiebe dich aus den Schultern raus und laufe mit den Füßen so dicht wie möglich Richtung Kopf. Ziehe dann abwechselnd jeweils einen Fuß zum Gesäß.

3 Bis du schon fortgeschritten, ziehst du aus der Grundposition für den Kopfstand einen Fuß zum Gesäß und nimmst den anderen dazu. Bleibe hier oder strecke langsam die Beine Richtung Decke. Schiebe dich weiter nach oben, als ob du mit den Zehen die Decke berühren wolltest.

4 Verlasse die Position, bevor dich die Kraft verlässt, wieder über gebeugte Knie. Stelle einen Fuß nach dem anderen zurück auf den Boden und gehe für 5 Atemzüge in die Haltung des Kindes. Dabei berühren sich deine Zehen, das Gesäß schiebst du Richtung Füße. Lege deinen Kopf auf dem Boden ab und entspanne deine Schultern.

FÜR STARKE SCHULTERN UND MEHR BALANCE

VOM DELFIN ZUM UNTERARMSTAND

Der Delfin öffnet den Raum zwischen Rippen und Oberarm, den du brauchst, um dich zum Unterarmstand vorzuarbeiten. Gleichzeitig stärkt er den Schultergürtel und dehnt die Beinrückseite.

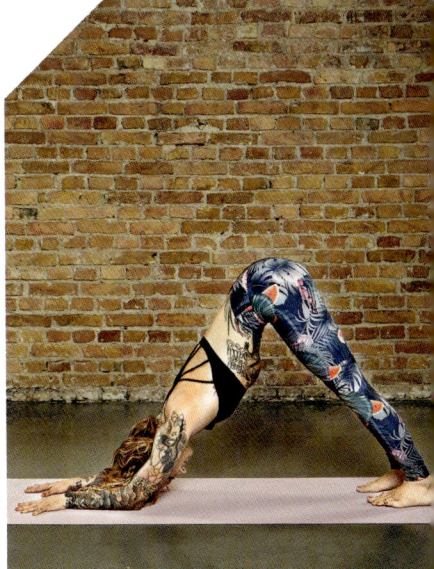

DELFIN

1 Gehe in den Vierfüßlerstand, umgreife deine Ellbogen kurz und lege deine Unterarme dann parallel zueinander auf die Matte, sodass sie etwas enger stehen als schulterbreit. Der Kopf sollte jetzt entspannt zwischen deinen Schultern hängen (liegen die Arme zu breit auf, berührt er den Boden).

2 Hebe deine Knie vom Boden ab, wie für den Downdog (▶ Seite 26). Der Abstand zwischen Händen und Füßen ist jedoch schmaler als im Hund. Schiebe den Po nach hinten weg, um den Rücken zu strecken. Beuge die Knie, falls sich dein Rücken rundet. Verweile für 5 bis 10 Atemzüge (Bild oben).

UNTERARMSTAND

1 Du übst zunächst eine Handbreit von der Wand entfernt: Blicke aus dem Delfin zwischen deine Hände, hebe ein Bein vom Boden und versuche, damit die Wand zu erreichen.

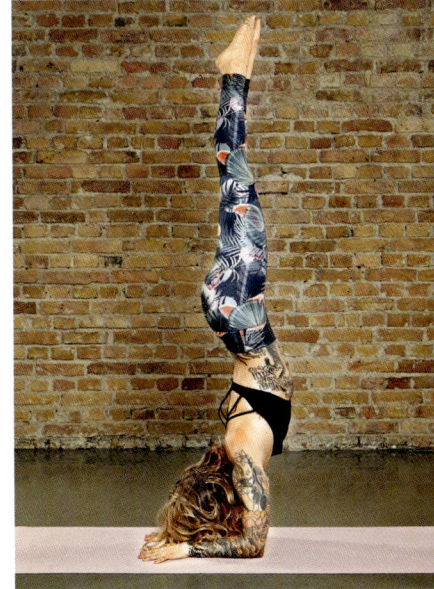

2 Wenn du es schaffst, Rücken und Bein gestreckt zu halten, mache pro Bein 3 bis 5 Kick-ups, um ein Gefühl dafür zu bekommen, wann sich dein Becken über den Schultern befindet.

3 Sobald ein Bein an der Wand bleibt, ziehst du das andere nach und bleibst 5 Atemzüge oben. Mit der Zeit wanderst du Stück für Stück von der Wand weg (Bild unten).

FÜR MEHR STABILITÄT UND KRAFT

DER EINARMIGE HANDSTAND

Dies ist ein interessanter Skill für alle, die den Handstand im Raum in guter Ausrichtung für mindestens eine Minute halten können. Als weitere Voraussetzung gelten starke Handgelenke und Finger, eine adäquate Hüft-Mobility (bei der gegrätschten Variante) sowie Geschicklichkeit und ganz viel Geduld. Du kannst diese Übung mit dem Rücken oder mit dem Bauch zur Wand ausprobieren, wobei ich Letzteres empfehle, weil die Wand dich dann davon abhält, in ein übermäßiges Hohlkreuz zu geraten.

1 Gehe mit dem Bauch zur Wand in den Handstand. Schiebe den Boden weg, als gäbe es kein Morgen. Richte deinen Blick zwischen deine Daumen. Grätsche deine Beine, ohne die Position deiner Hüfte zu verändern. Verlagere dein Gewicht zunächst 3-mal von einer Hand zur anderen, ohne die Hände vom Boden zu lösen (▶ Seite 41, Bild links).

TIPP FÜR PROFIS

Als Spielerei für deine Kondition kannst du auch Shoulder Taps machen: Dafür tippst du abwechselnd mit der freien Hand die gegenüberliegende Schulter an.

2 Im fortgeschrittenen Stadium verlagerst du dein Gleichgewicht über die Beine auf eine Hand, ohne die Stabilität im Rumpf zu verlieren. Lehne dich so weit zur Seite, dass du auf die Fingerspitzen der freien Hand kommen oder vielleicht sogar die Hand ganz vom Boden lösen kannst. Vergiss nicht, die Seite zu wechseln (Bild rechts).

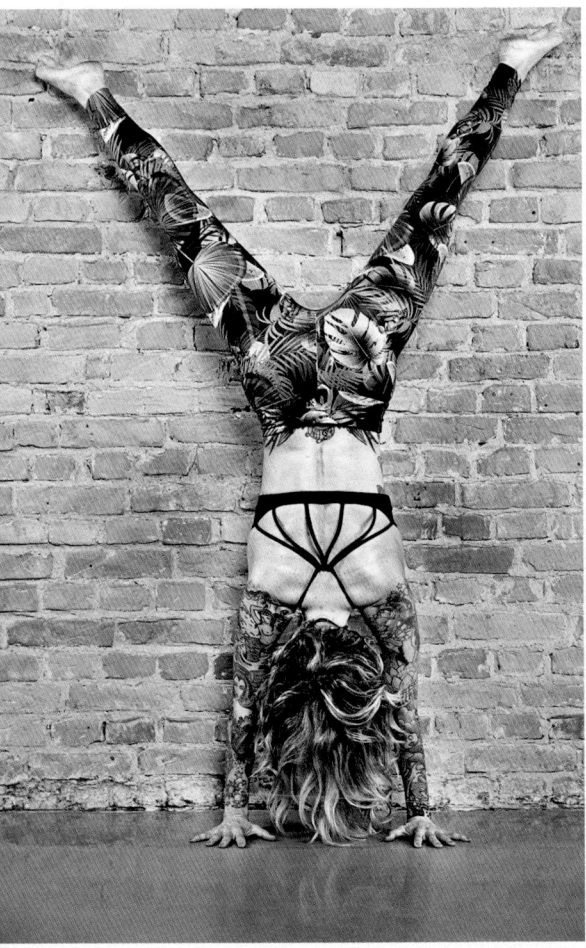
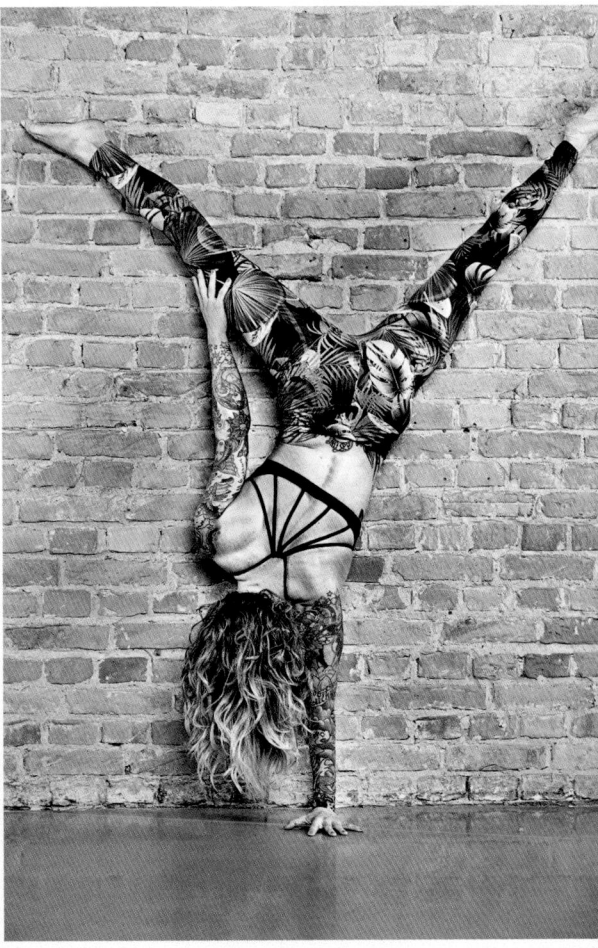

ZUR ABSCHLIESSENDEN ENTSPANNUNG

SHAVASANA

Die süße Entspannung am Ende einer Yogastunde wirkt auf den ersten Blick kinderleicht: Mit geschlossenen Augen auf dem Boden liegen kann doch jeder. Der Trick ist es, sich in Präsenz zu üben und dabei nicht einzuschlafen. Shavasana soll dem Alterungsprozess entgegenwirken und die Zellen verjüngen, den Geist mit dem Körper verbinden und dem Nervensystem die Möglichkeit geben, herunterzufahren. Wenn dabei der Bauch zu gluckern anfängt, ist das ein sehr gutes Zeichen. Denn es zeigt, dass der Körper vom Sympathikus zum Parasympathikus umschaltet, vom Kämpfen zum Ruhen und Verarbeiten. Ausnahmen bestätigen zwar die Regel, aber wer Shavasana regelmäßig weglässt, prellt sich selbst um diesen wohltuenden Moment.

1 Lege dich auf deine Matte, strecke alle Glieder von dir, lass deine Füße zur Seite fallen und deine Handrücken am Boden aufliegen. Sorge dafür, dass dein Nacken frei ist (Schultern von den Ohren wegziehen) und dein unterer Rücken beschwerdelos (dabei hilft ein großes Kissen unter den Knien). Mach es dir möglichst bequem. Vielleicht deckst du dich zu.

2 Bleibe ungefähr 7 Minuten entspannt liegen und versuche dabei, den Geräuschen im Inneren und Außen einfach nur zuzuhören. Lehne dich innerlich zurück und beobachte.

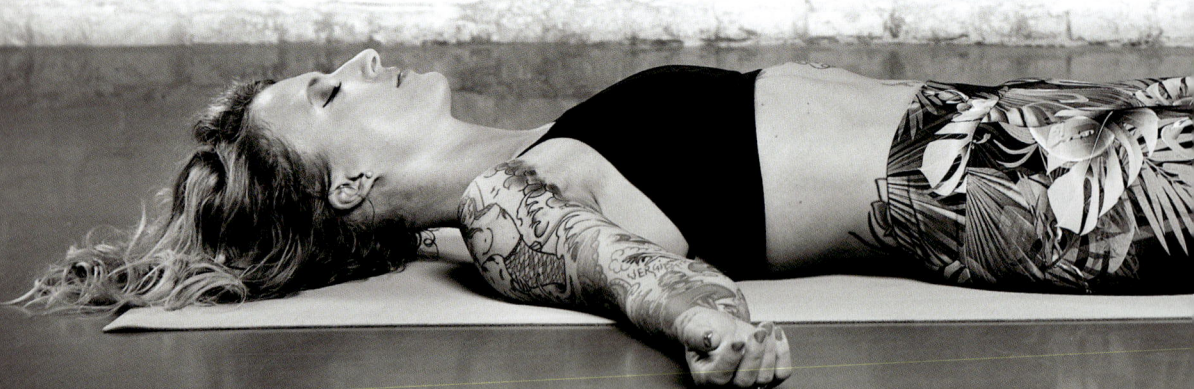

DHYANA BRINGT KÖRPER, GEIST UND SEELE INS GLEICHGEWICHT

MEDITATION

Abschalten ist für viele Kopfmenschen eine heikle Angelegenheit. Leichter wird es, wenn man einen Ort und eine Herangehensweise wählt, die der eigenen Persönlichkeit entspricht. Manche meditieren lieber gleich morgens und erlauben sich, in Ruhe zu sitzen, ehe der Trubel des Alltags über sie hereinbricht. Anderen bekommt es besser, ihr System am Abend herunterzufahren. Egal wann du meditierst: Schalte dein Handy in den Flugmodus oder aus. Du willst jetzt nur für dich selbst erreichbar sein.

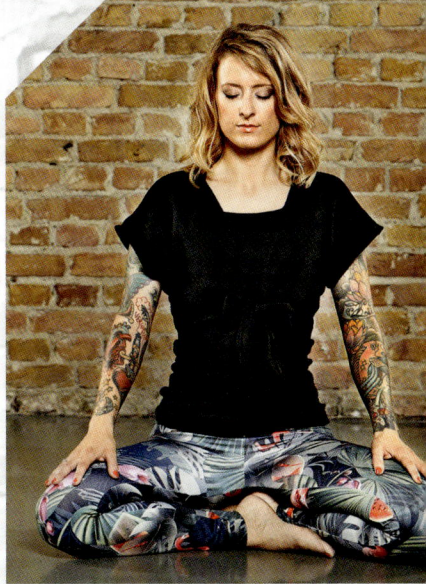

1 Setze dich in einer Umgebung, in der du dich wohlfühlst, bequem und aufrecht hin (der Raum mit dem Wäscheberg kann zu Beginn ungeeignet sein). Arme und Schultern sind entspannt, deine Handflächen liegen auf den Oberschenkeln. Schließe deine Augen.

2 Nimm zunächst die Geräusche um dich herum wahr. Erwarte nicht, dass die Welt für dich stillsteht. Das einzige Werkzeug, das du benutzen kannst, bist du selbst. Lenke deine Aufmerksamkeit immer mehr nach innen, um das lebendige Rauschen deines Körpers aufzunehmen. Höre deinem eigenen Atem zu. Anfangs vielleicht für 5 Minuten, später länger.

WARUM MEDITIEREN?
Meditation wirkt auf verschiedenen Ebenen. Sie ...
• fördert die innere Balance
• reduziert Stress
• verändert die Hirnstruktur
• kann gegen Kopfweh und Migräne helfen
• beugt Erkältungen vor
• verbessert deinen Tastsinn und die Effektivität deiner Nervenfasern
• kann Schmerzen lindern
• hat einen Anti-Aging-Effekt
Vor allem aber wirkt sie bereits nach kurzer Zeit.

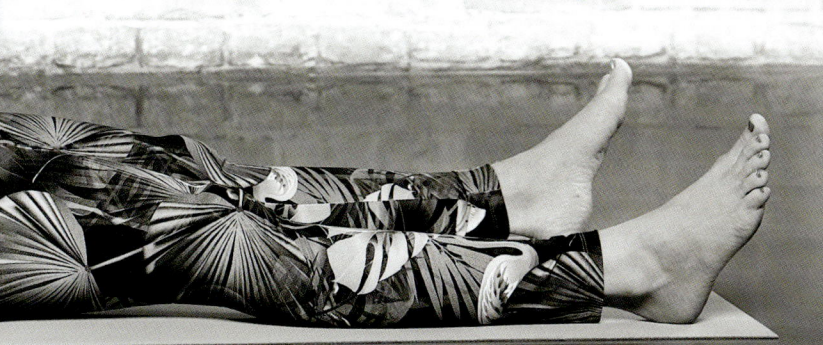

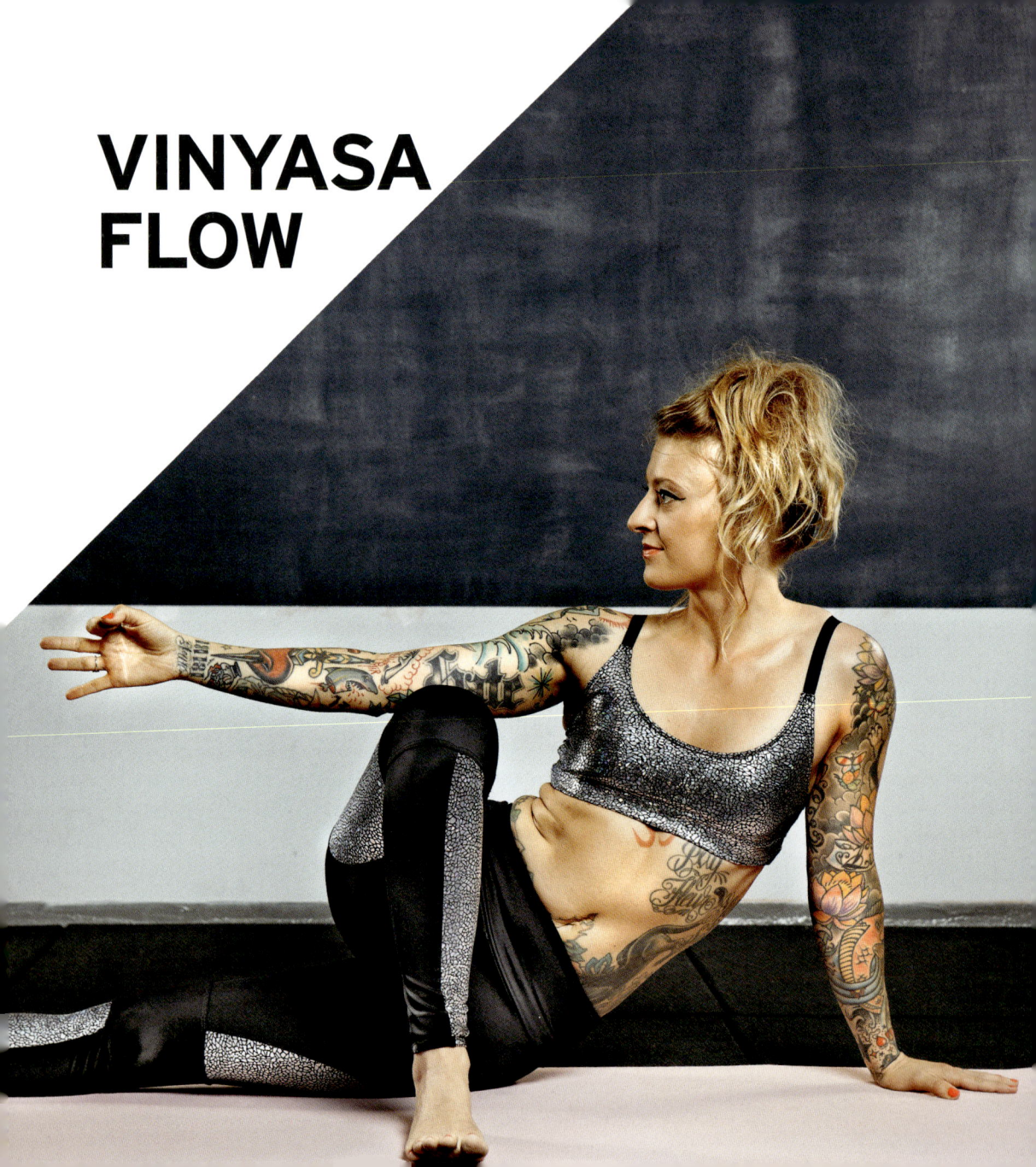

VINYASA
FLOW

LASS ES FLIESSEN

Das Schöne am Yoga ist, dass du es überall und zu jeder Zeit üben kannst. Du bist weder von den Öffnungszeiten des Fitnessstudios abhängig, noch benötigst du viele Geräte. Yoga kannst du zu Hause und selbst auf geringstem Raum praktizieren – vor dem Bett, im Wohnzimmer, im Kinderzimmer … Im Flow werden die einzelnen Asanas miteinander verbunden. Dadurch entsteht ein eigener Rhythmus, der deinen Kreislauf anregt und dich richtig zum Schwitzen bringt, wenn es mal sportlicher sein darf. Noch ein Vorteil gegenüber dem Üben der reinen Asanas: Du schenkst allen Muskeln gleich viel Aufmerksamkeit. Es entsteht eine harmonische Kraft im gesamten Körper. Steife Muskeln sind schwerer zu bewegen und schränken den Bewegungsradius ein. Das kontinuierliche Fließen in den Vinyasa-Abläufen hilft dir, deine Muskeln zu dehnen und zu strecken, während du sie gleichzeitig stärkst. Beweglichkeit in den Muskeln nimmt auch den Druck in den Gelenken, Sehnen und Bändern und kann helfen, Verletzungen wie Zerrungen vorzubeugen. Durch die Verbindung von Atem und Bewegung nimmst du außerdem mehr frischen Sauerstoff auf, der die Muskeln versorgt.

Du kannst die drei folgenden Flows entweder separat üben oder miteinander kombinieren. Alles, was du dazu brauchst, ist eine rutschfeste Matte, für den Core Flow außerdem noch eine Wand. Aber davon gibt es zu Hause zum Glück ja genug.

GUT VORBEREITET

Als Warm-up führst du zunächst ein paar Sonnengrüße durch. Für den Vinyasa Slow (▶ Seite 56 ff.) empfehle ich fünf Sonnengrüße A ohne Krieger (▶ Seite 23). Dafür kannst du gerne »Extrastationen« im Vierfüßlerstand mit Wirbelsäulenwellen einbauen wie die Katze-Katzenbuckel-Variante. Dazu machst du im Vierfüßlerstand beim Einatmen ein sanftes Hohlkreuz, beim Ausatmen schiebst du den Rücken achtsam zur Decke. Für den Kickstart und Core Flow (▶ Seite 46 ff. und 51 ff.) kommen dazu noch fünf Sonnengrüße B mit Krieger 1 oder Krieger 2. Wärme beim Core Flow zudem vor den Handständen deine Handgelenke auf, indem du sie kreist, ausschüttelst und langsam Gewicht auf ihnen verteilst.

WARM-DOWN

Nach dem Üben solltest du dein Training sanft ausklingen lassen. Dazu eignen sich Twists (▶ Seite 30 und 31), die stehende oder sitzende Vorbeuge, 7 bis 10 Minuten Shavasana (▶ Seite 42) und, wenn es deine Zeit hergibt, noch eine 5- bis 15-minütige Meditation (▶ Seite 43). Have fun!

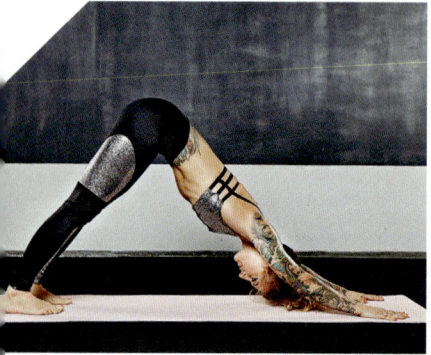

KICKSTART

Dieser Flow ist ideal für den Morgen oder Vormittag, wenn du das Gefühl hast, noch nicht ganz wach zu sein. Er bringt den Kreislauf und die Faszienlinien in Schwung, stärkt das Zentrum und schafft Weite, wo du Platz zum Atmen brauchst.

1 Du beginnst nach den Sonnengrüßen im Downdog (▶ Seite 26). Strecke dich weit nach hinten weg, egal ob deine Fersen den Boden berühren oder nicht. Achte darauf, dass deine Finger in einer Linie stehen und nicht eine Hand weiter vorne ist als die andere. Das Gleiche gilt für deine Zehen (Bild oben).

2 Mit der Einatmung hebst du deine rechte Ferse nach hinten Richtung Zimmerdecke an (Bild Mitte).

3 Mit der Ausatmung ziehst du dein Knie so weit wie möglich zur Brust heran (Bild unten).

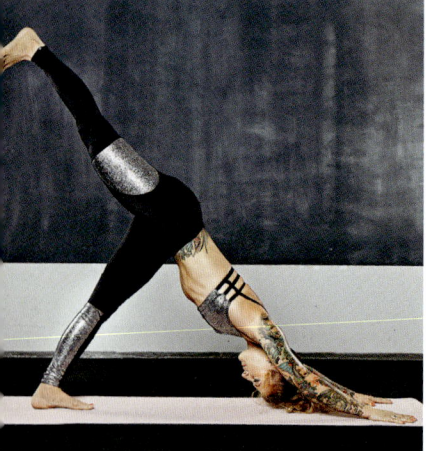

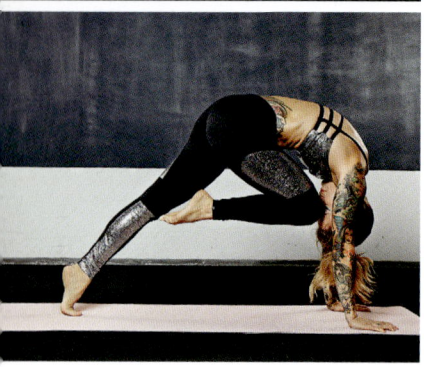

**»BODY IS NOT STIFF.
MIND IS STIFF.«**

Sri K. Pattabhi Jois

4 Mit der nächsten Einatmung geht das Bein wieder zurück nach hinten in die Luft (Bild oben). Wenn du diesen Knie-zur-Brust-Flow mit der Zeit variieren möchtest, kannst du das Knie auch schräg zum Ellbogen ziehen, um dabei deinen Rücken bewusst mit einem Crunch aus der Mitte rund werden zu lassen (schräge Bauchmuskulatur).

5 Wiederhole die Bewegungsfolge 3- bis 5-mal und wechsle dann das Bein.

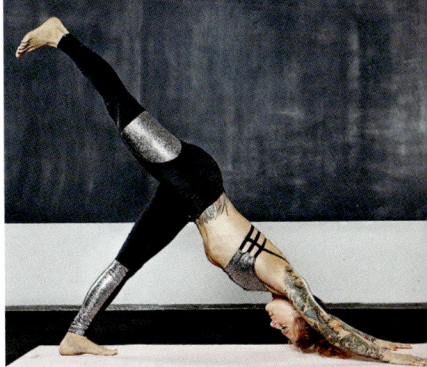

6 Atme aus und fließe durch ein Vinyasa. Verbinde die Bein-seiten jeweils mit einem Vinyasa deiner Wahl (Kobra oder Updog). Dafür legst du dich entweder vollständig am Boden ab (für die Kobra) oder schwebst in der Brettstellung mit gebeugten Armen (Chaturanga) halb über dem Boden. Mit einer Einatmung übst du dann die Rückbeuge deiner Wahl – Kobra oder Updog – und kehrst schließlich mit der Ausatmung in den Downdog zurück.

7 Aus dem Downdog hebst du erneut das rechte Bein Richtung Decke an. Strecke es diesmal jedoch noch weiter und länger nach oben als zuvor. Öffne dabei deine rechte Hüfte und fühle die Dehnung über deine gesamte rechte Körperseite. Schiebe dich dabei weiterhin nach hinten. Dein Nacken ist völlig entspannt (Bild Mitte).

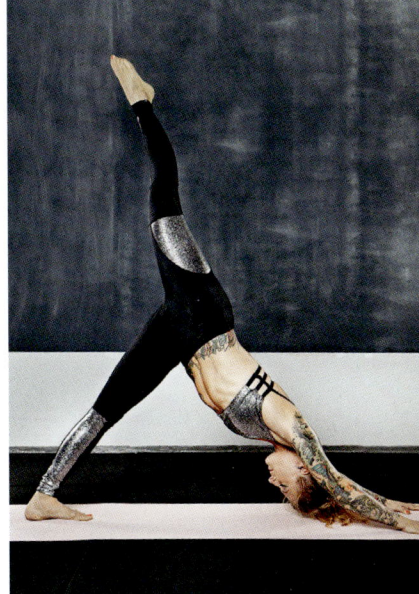

8 Für den umgekehrten Hund, den Flip Dog, lässt du jetzt langsam deinen rechten Fußballen über die linke Mattenkante kippen. Setze den Ballen auf und strecke dabei dein linkes Bein, bis eventuell die Außenkante des linken Fußes auf der Matte liegt. Suche mit dem rechten Arm einen angenehmen Stretch über deine rechte Brustvorderseite. Falls dieser Übergang neu für dich ist, wiederhole ihn pro Seite 3-mal (Übung macht den Yogi!), bevor du für 3 bis 5 Atemzüge darin bleibst (Bild unten).

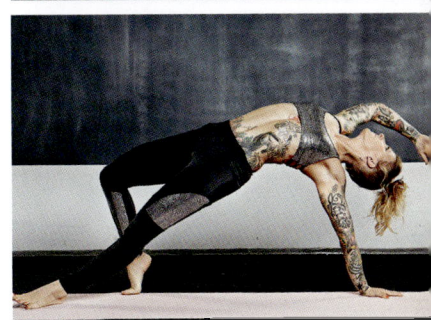

9 Atme noch einmal ein und kehre zurück in den Downdog. Mit der Ausatmung tritt mit dem rechten Fuß nach vorne in einen Ausfallschritt (Bild links).

10 Wenn du magst, falte deine linke Mattenseite doppelt und lege das linke Knie darauf. Richte dich über dein vorderes Bein auf und lege deine Hände an die Hüften, um zu überprüfen, ob beide tastbaren Hüftknochen parallel zum Boden stehen. Mit einer Einatmung hebst du dann deine Arme für Anjaniyasana über die Seiten Richtung Decke (Bild Mitte).

11 In Anjaniyasana zeigen die Handflächen zunächst zueinander. Atme ein, aktiviere die Bandhas, indem du den Beckenboden anspannst und den Bauchnabel nach innen ziehst, und schiebe dich langsam nach vorne in die Dehnung der linken Leiste. Bleibe 5 Atemzüge lang.

12 Verschränke die Finger hinter dem Kopf und senke dich langsam mehr nach vorne ab, während du dir vorstellst, deinen oberen Rücken über eine weiche Kante zu legen. Verweile erneut 5 Atemzüge in dieser Position (Bild rechts).

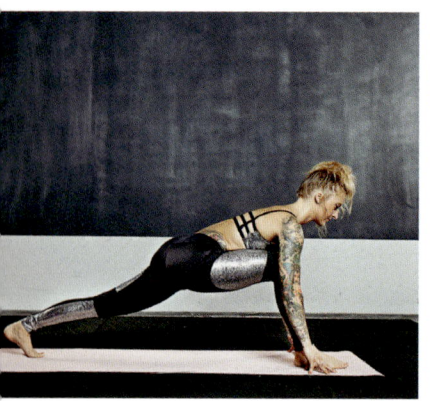
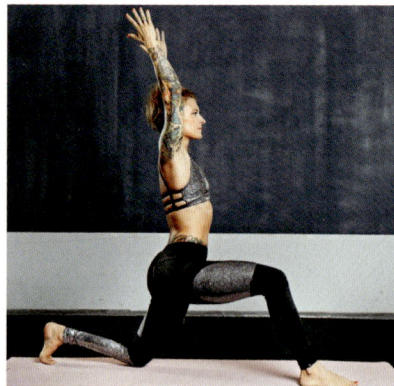
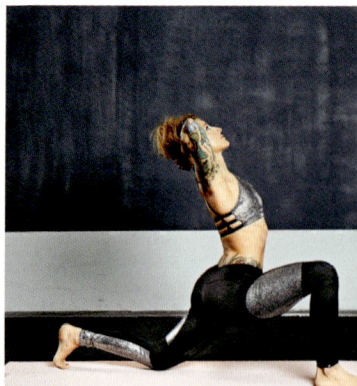

13 Mit einer Einatmung ziehst du deine Hüften wieder ein Stück zurück und löst ausatmend die verschränkten Finger voneinander.

14 Atme ein und komm zurück zur Mitte. Mit der Ausatmung setzt du deine linke Hand auf der Matte und deine rechte Hand auf dem rechten Oberschenkel auf (Bild oben).

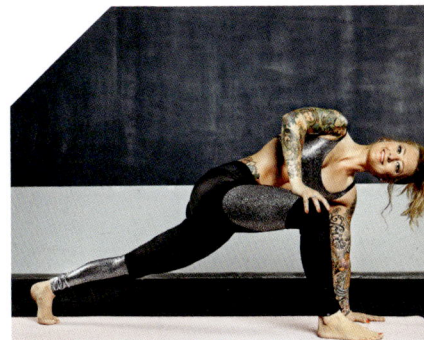

15 Kippe mit beiden Füßen auf die Außenkanten, beide Füße sind dabei aktiv geflext. Das hintere Bein ist aktiv gestreckt. Lass deine rechte Hand auf dem Oberschenkel oder hebe deinen rechten Arm Richtung Decke und senke dich langsam mit der Hüfte tiefer, um das Iliotibiale Band zu stretchen. Bleibe hier für 5 bis 15 Atemzüge (Bild Mitte).

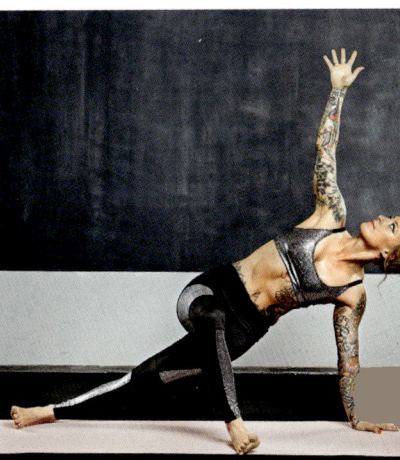

16 Setze die rechte Hand ebenfalls am Boden ab und vollende den Ablauf mit einem Vinyasa. Dafür legst du dich entweder wieder vollständig am Boden ab oder schwebst noch einmal in Chaturanga halb darüber. Mit einer Einatmung gehst du dann erneut in die Kobra oder den Updog über, ehe du mit der Ausatmung in den Downdog zurückkehrst (Bild unten).

17 Wiederhole das Ganze auch auf der anderen Seite.

»NICKE MIT DEM BEAT UND BEWEG DEIN'...!«

Nina Mc & Deichkind

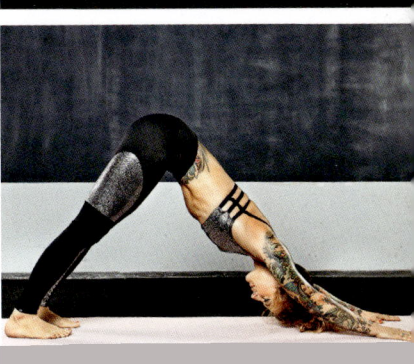

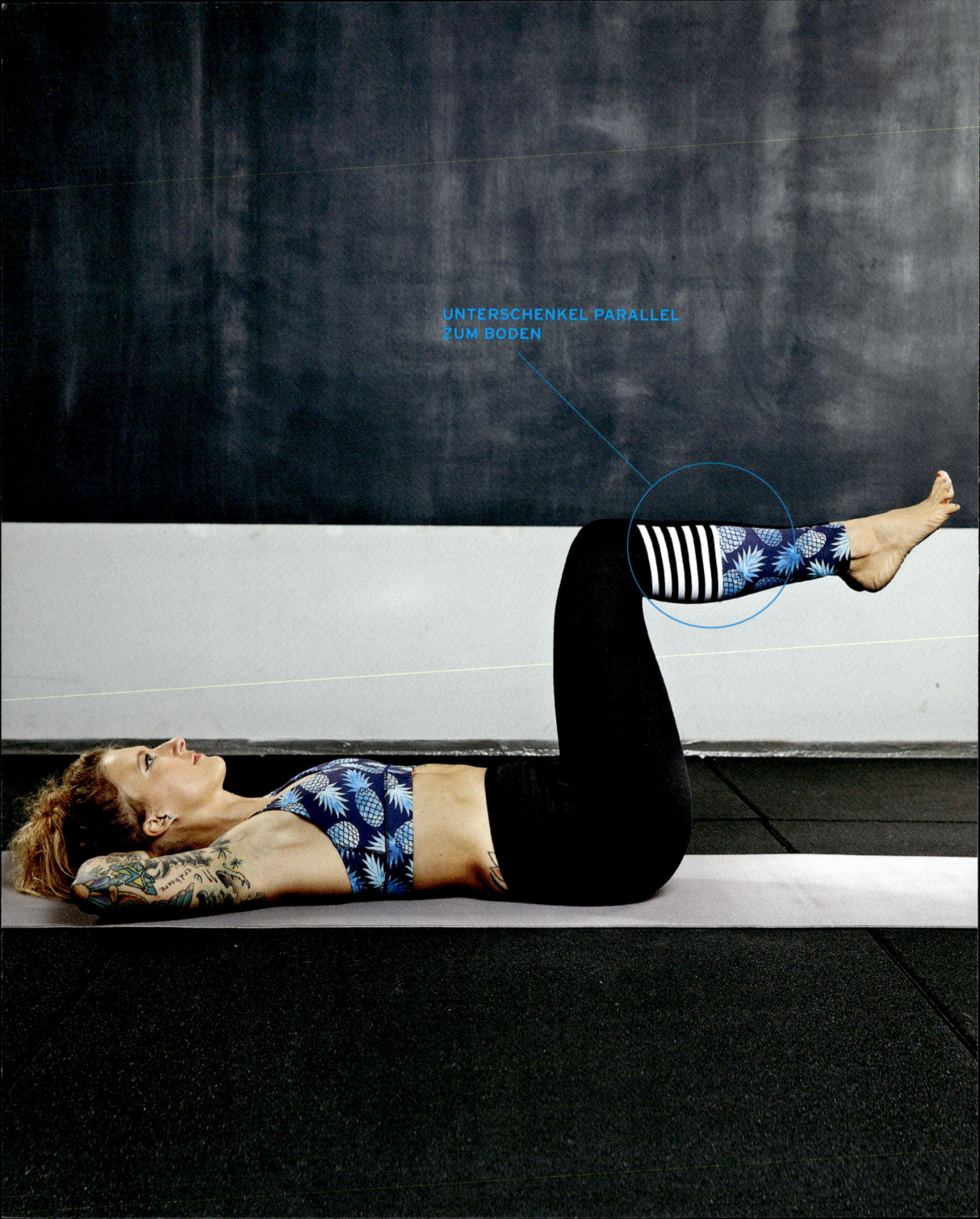

UNTERSCHENKEL PARALLEL
ZUM BODEN

FÜR MEHR BAUCHMUSKELN UND EINEN STARKEN OBERKÖRPER

CORE FLOW

**Nach den Sonnengrüßen geht es darum, den Core
für den Handstand vorzubereiten und noch mehr
Stabilität zu gewinnen.**

RADFAHREN

1 Beginne in Rückenlage. Ziehe die Knie zu dir und kreise
ein paar Mal über dem unteren Rücken. Bringe dann deine
Knie mit angewinkelten Beinen über die Hüften, deine Unterschenkel schweben parallel zum Boden. Verschränke deine
Finger hinter dem Kopf.

2 Für die langsame Durchführung, die genauso hardcore
sein kann wie die schnelle, atme ein, ziehe mit der Ausatmung
den Bauchnabel zur Wirbelsäule und hebe den Oberkörper
vom Boden, wenn möglich bis unter die Schulterblätter.

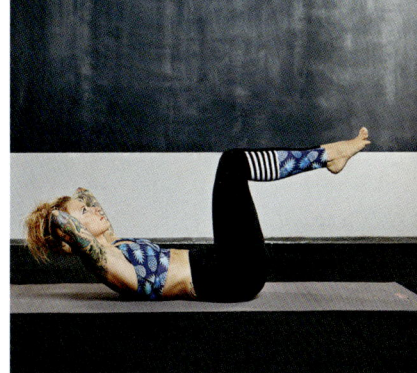

3 Atme hier ein und bewege mit der nächsten Ausatmung
deinen Oberkörper diagonal nach links in Richtung linkes
Knie, während du gleichzeitig dein rechtes Bein nach vorne
streckst. Wähle den Winkel zum Boden, der für dich gerade
der beste ist. Spüre, wie die untere Bauchmuskulatur greift.

4 Atme ein, kehre zur Mitte zurück und bewege dich mit der
nächsten Ausatmung zur anderen Seite.

5 Wiederhole diesen Ablauf insgesamt 10-mal (pro
Bein 5-mal). Mache insgesamt 3 Durchgänge. Lege dazwischen deinen Rücken ab und atme bewusst ein und aus.

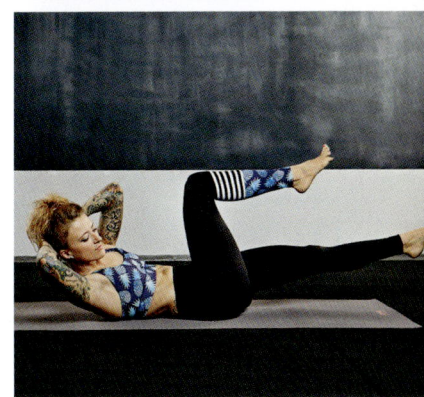

6 Bei der intensiven, schnellen Speedcore-Variante machst
du ungefähr 50 bis 100 Wiederholungen. Dabei atmest du wie
bei Kapalabhati, dem Feueratem: Die Ausatmung geschieht
aktiv und stoßweise, die Einatmung passiv und von allein. Dadurch entsteht mehr Hitze und das Zentrum wird aktiviert.

PLANK WALKS

1   Noch in der Rückenlage vom Radfahren greifst du in deine Kniekehlen und rollst 5- bis 8-mal nach vorne und hinten. Beim letzten Mal kommst du mit etwas Schwung über die Hocke in den Vierfüßlerstand.

2   Setze deine Fußballen für die schiefe Ebene auf und hebe deine Knie vom Boden. Das ist deine Ausgangsposition.

3   Kippe dein Becken und aktiviere die Vorder- und Rückseite deines Körpers. Ziehe deine Schultern weg von den Ohren und dein Brustbein nach innen. Dein Core, deine Bauchmitte ist die ganze Zeit fest. Aktiviere dazu die Bandhas.

4   Setze von hier zuerst den rechten Unterarm wie für den Unterarmstütz am Boden auf, danach den linken.

5   Löse ohne Pause erst den rechten Unterarm, dann den linken gleich wieder vom Boden und kehre in die schiefe Ebene zurück. Wiederhole diesen Ablauf so fließend wie möglich.

6   Die nächste Runde beginnst du dann mit der linken Seite. Übe so 10 Runden (5 nach rechts, 5 nach links). Mache 3 Durchgänge. Dazwischen kannst du dir für 30 bis 60 Sekunden eine kurze Pause gönnen.

TIPP
Wenn du deine Gelenke bei dieser Asana besser polstern möchtest, kannst du den vorderen Teil deiner Matte doppelt einschlagen.

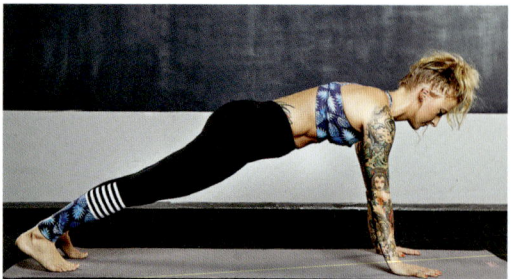
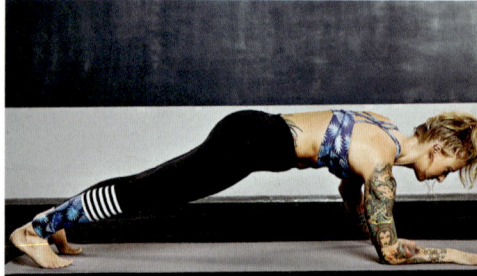

L-KICK-UPS

1 Komm aus den Plank Walks in den Downdog. Blicke zwischen deine Hände und verschiebe deine Schultern nach vorne bis über die Handgelenke. Dein nächstes Ziel ist es, weniger die Füße in die Luft zu schleudern als gezielt dein Becken über den Schultern zu positionieren. Strecke dein Schwungbein (das Bein, mit dem du hochkicken möchtest) nach hinten. Atme ein, konzentriere dich auf einen Punkt zwischen den Daumen und stoße dich mit der Ausatmung über den am Boden gebliebenen Fuß so ab, dass deine gestreckten Beine in einer L-Form nach oben fliegen. Drücke dann deine Finger in die Matte, um dich wieder zurück zum Boden zu navigieren.

2 Um beide Körperhälften und dementsprechend beide Hirnhälften auszugleichen, solltest du üben, beide Beine als Schwungbein einzusetzen – auch wenn sich eine Seite zunächst vielleicht fremd anfühlt.

3 Wiederhole das Hochkicken 5-mal pro Bein. Dann nimmst du dir 1 Minute Pause, um deine Handgelenke zu lockern und auszuschütteln, ehe du zwei weitere Durchgänge anschließt.

TIPP
Um sich auf seine Hände verlassen zu können, braucht es Sicherheit. Deshalb ist es wichtig, dass du das Hochkicken in den Handstand so oft übst, bis es dich irgendwann keine Kraft mehr kostet, deine Beine in Richtung Decke zu bewegen – egal wie. Beginner legen ihre Matte vor eine Wand. Fortgeschrittene, die keine Angst mehr haben und dazu in der Lage sind, sich aus dem Handstand über ein Rad zu retten, können frei im Raum anfangen.

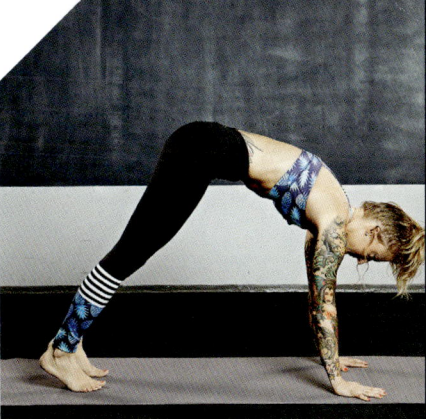

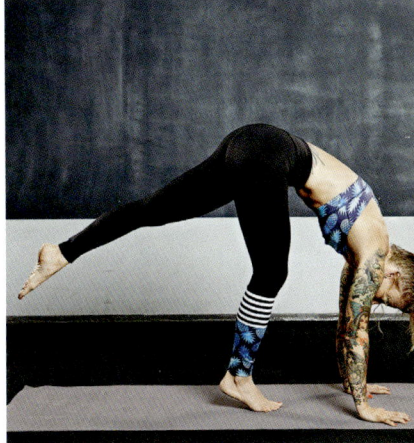

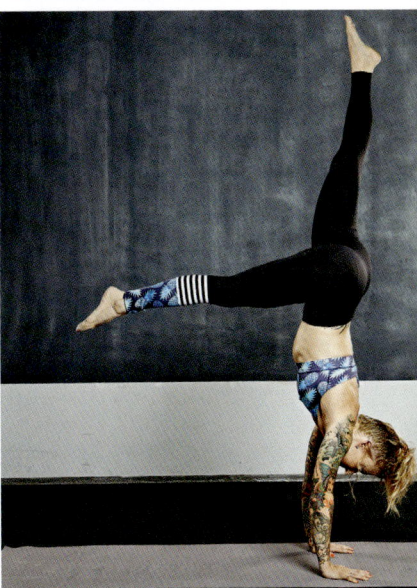

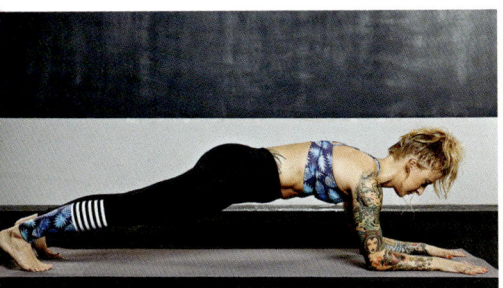

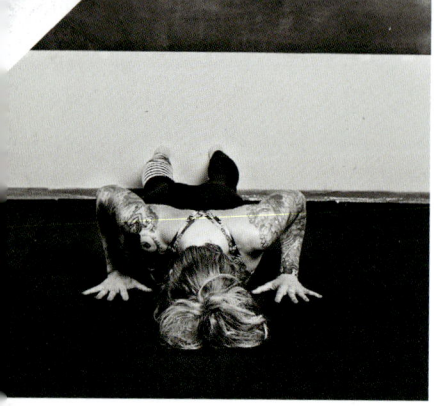

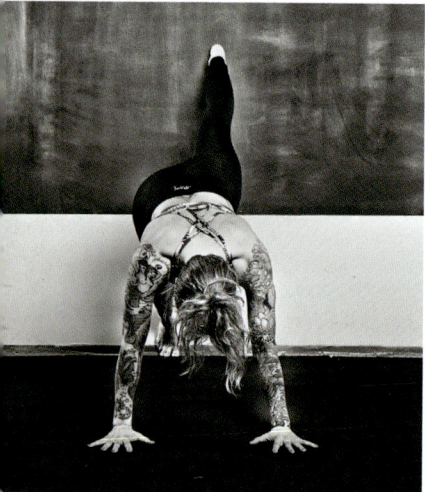

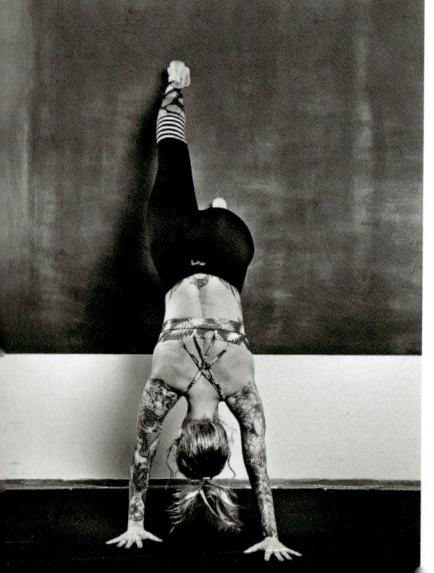

SPIDERMAN

1 Beginne in Bauchlage mit den Füßen an der Wand. Platziere die Hände neben deinem Brustkorb und drücke dich langsam in einen Liegestütz hoch, während du gleichzeitig beginnst, mit den Füßen die Wand hochzulaufen.

2 Während deine Füße sich die Wand hochbewegen, musst du dich aktiv mit den Händen nach hinten schieben und gegen die Wand drücken, um nicht abzurutschen.

3 Wandere so nah an die Wand, wie du dich wohl fühlst. Steigere dich dabei von Mal zu Mal, bis du so nah an der Wand bist, dass du sie mit deiner Nasenspitze berührst.

4 Laufe dann genauso kontrolliert wieder zurück in den Liegestütz. Übe diesen Auf- und Ablauf 3- bis 5-mal.

FORDERNDE KOMBI

Der Spiderman, auch Wall Walk genannt, verbindet verschiedene fordernde Bewegungsabläufe: Er kombiniert einen ganzen Liegestütz mit Gehen auf den Händen und dem Handstand mit Bauch zur Wand. Letzterer kann anfangs beängstigend wirken, da die Gefahr besteht, rücklings umzukippen, was bei der Variante mit dem Rücken zur Wand nicht möglich ist.

L-HANDSTAND

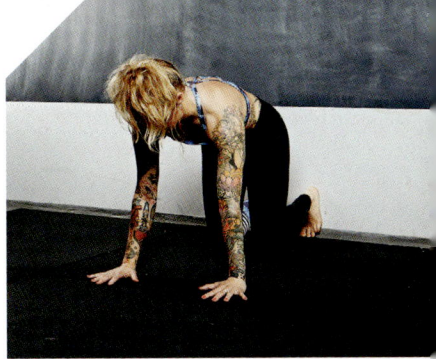

1 Für den L-Handstand an der Wand, der anstrengender ist als ein normaler, kommst du in den Vierfüßlerstand mit den Füßen an der Wand. Deine Hände stehen unter den Schultern, die Hüften unter den Knien. Fächere die Finger auf.

2 Laufe nun mit den Füßen, ähnlich wie beim Spiderman, die Wand entlang, bis deine Beine und dein Oberkörper einen rechten Winkel bilden. Deine Hände bleiben, wo sie sind. Dein Blick geht zwischen den Händen zum Boden oder in Richtung Wand. Möglicherweise hast du das Gefühl, du müsstest deine Hände weiter nach vorne versetzen. Anfangs kannst du dem nachgehen. Langfristig solltest du aber versuchen, dich mehr über die Hände und aus den Schultern Richtung oben und Wand zu schieben.

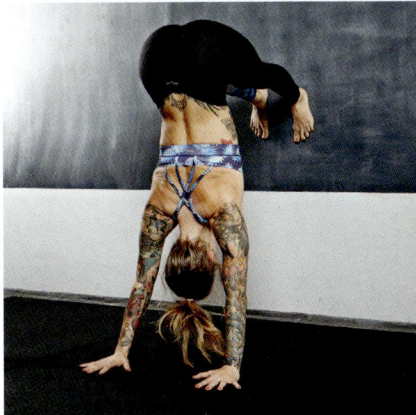

3 Halte die Position 5 bis 15 Atemzüge und komm dann kontrolliert auf die Matte zurück.

4 Bei der nächsten Variante, die du gerne mit Unterstützung eines Partners ausprobieren kannst, löst du in der rechtwinkligen Form ein Bein von der Wand und schiebst es zur Decke. Pointe dabei den Fuß (Fußspitze strecken). Halte die Position etwa 5 Atemzüge und schiebe dich konsequent aus den Schultern raus, bis sie fast an deinen Ohren anliegen. Die Arme sind komplett gestreckt und der Bauch macht mit. Seitenwechsel nicht vergessen.

TEST

Lege eine Stoppuhr vor dich, starte den Timer und laufe die Wand hoch. Allerdings bleibst du dieses Mal oben – solange es deine Kraft erlaubt und du es auch wieder sicher auf die Matte zurückschaffst. Stoppe den Timer und sieh dir deine Zeit an. Wiederhole dann das Ganze mit Pausen dazwischen noch 2-mal.
Versuche auf diese Weise, dich Woche um Woche jeweils um 5 bis 10 Sekunden zu steigern.

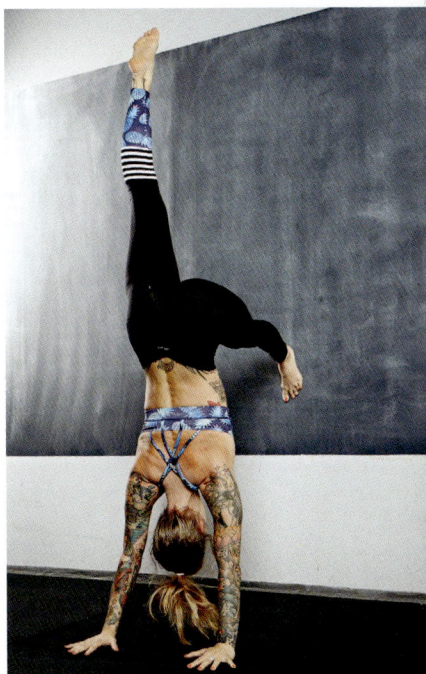

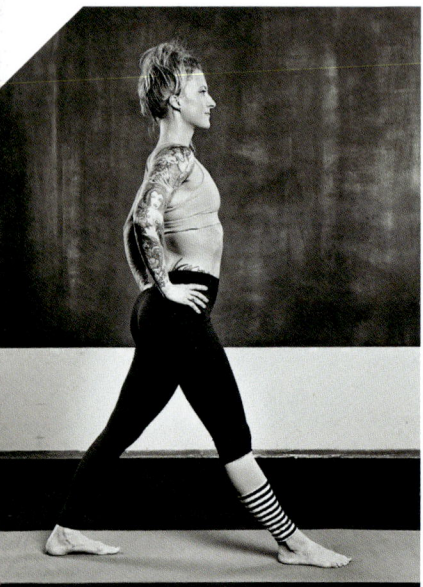

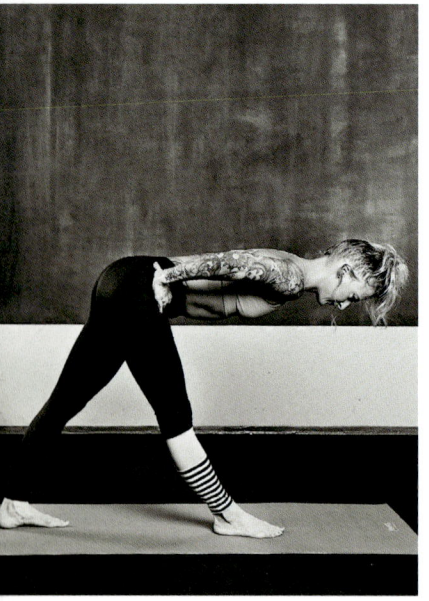

ZUR DEHNUNG DER HAMSTRINGS UND FÜR RUHE

VINYASA SLOW

Dieser Flow eignet sich am besten für den Nachmittag oder Abend, denn er schafft im Vergleich zu den vorangegangenen kraftvollen Flows mehr Weichheit und Ausklang. Er ist auch ideal für stressige Tage, wenn weniger mehr ist und du dich spüren möchtest, ohne zu schwitzen.

PYRAMIDE

1 Nach den Sonnengrüßen (▸ Seite 23) kommst du am Anfang der Matte zum Stehen. Beginner nehmen sich zur Unterstützung zwei Yogaklötze, zwei gleich hohe Stapel Bücher oder zwei Stühle zur Hand.

2 Platziere deine Hilfsmittel links und rechts neben der Matte. Aus der Berghaltung (▸ Seite 24) trittst du mit dem linken Bein ungefähr einen Meter nach hinten. Setze dabei deinen linken Fuß in Schrittstellung auf, sodass die Ferse mit dem Spann des vorderen Fußes auf einer Linie steht.

3 Nimm deine Hände an die Hüften, atme ein und strecke deine Wirbelsäule. Ziehe deine rechte Hüfte etwas zurück, während du dich mit der Ausatmung aus der Hüfte nach vorne faltest. Atme erneut ein für noch mehr Länge. Setze mit der Ausatmung deine Hände auf die Matte oder deine Hilfsmittel. Bleibe für 5 bis 15 Atemzüge in dieser Position.

4 Richte dich mit einer Einatmung wieder auf und mach mit der Ausatmung wieder einen Schritt nach vorne in Tadasana.

5 Wechsle nun die Seiten und wiederhole den Ablauf.

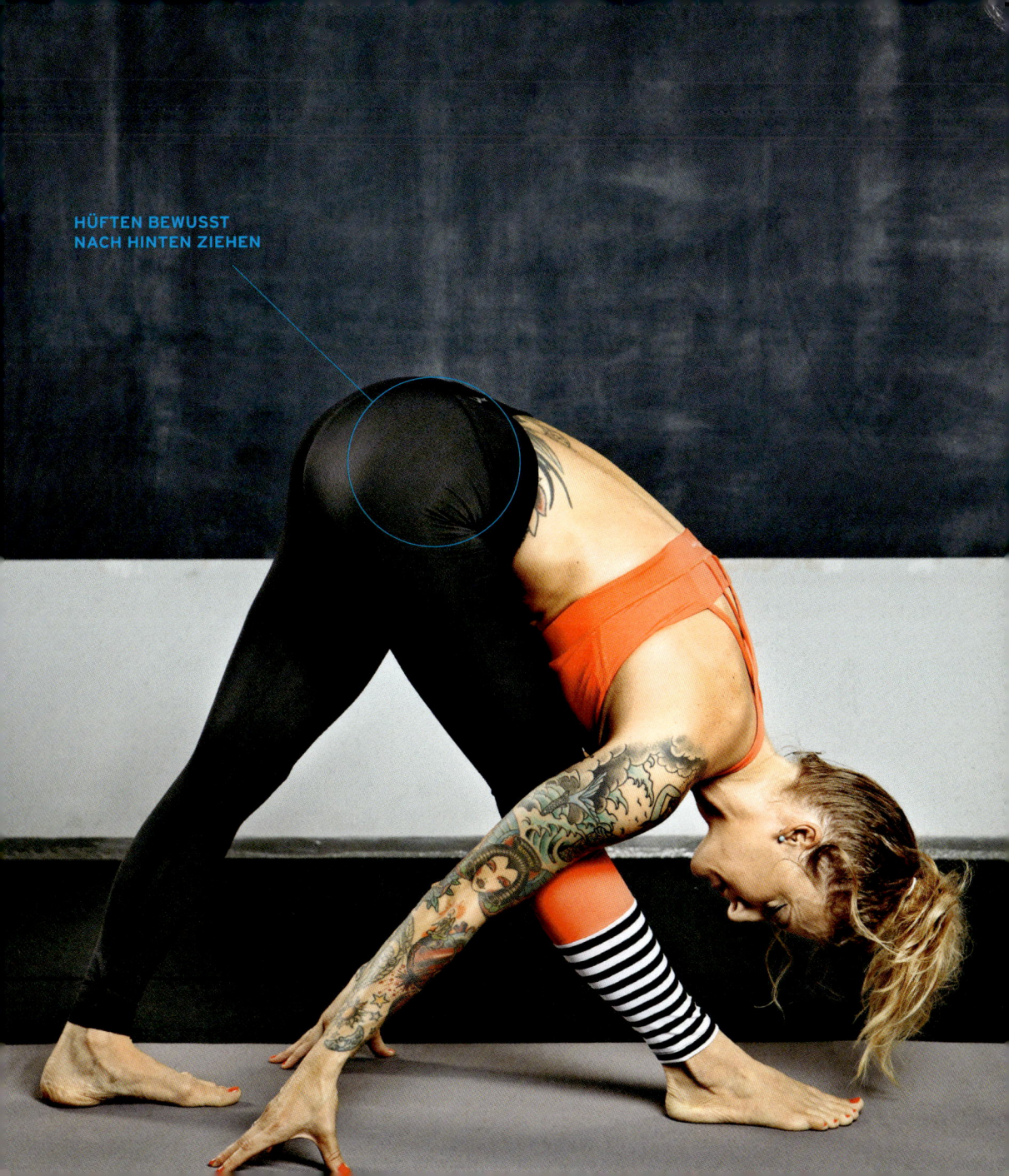

HÜFTEN BEWUSST
NACH HINTEN ZIEHEN

HAPPY BABY

1 Lege dich auf den Rücken, ziehe deine Knie zu dir heran und kreise zunächst ein paar Mal über den unteren Rücken.

2 Für das glückliche Baby greifst du mit den Händen deine Fußaußenkanten, sodass die Arme zwischen deinen Knien sind. Richte dann deine Unterschenkel senkrecht zur Matte aus. Falls du deine Füße nicht erreichst, kannst du einen etwa zwei Meter langen Gurt oder ein entsprechendes Band über deine Füße legen. Überstreckt sich dabei dein Nacken, schiebe dir ein Kissen oder eine gefaltete Decke unter den Kopf.

3 Stell dir vor, du würdest dein Kreuzbein, die »Platte« zwischen deinen Hüftgelenken, am Boden lassen, während du deine Knie über die Hände allmählich und millimeterweise Richtung Boden ziehst. Um den Rücken zu massieren, rollst du dich dabei ein paar Mal nach links und rechts.

»TURN ON THE LIGHTS OF THE POSE.«
Richard Freeman

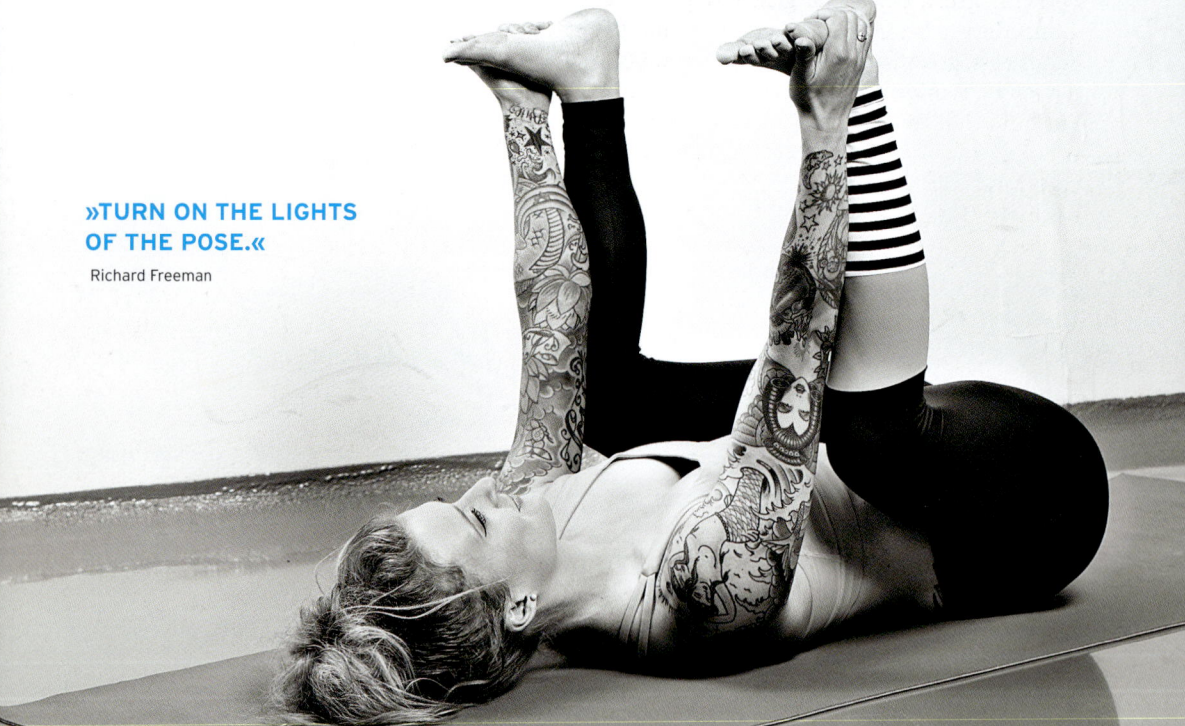

TWIST

1 Für die einfache liegende Drehung legst du dich auf den Rücken und stellst deine Füße auf der Matte auf. Hebe dann dein Becken und setze es etwas weiter rechts wieder am Boden auf. Ziehe die Knie zur Brust und lege dich als »Päckchen« auf die linke Seite. Mit der nächsten Einatmung drehst du den Oberkörper nach rechts auf, ohne dass die Hüfte mitgeht. Lege so viel wie möglich von deinem rechten Arm oder der Schulter am Boden ab. Halte die Position 5 bis 10 Atemzüge, dann ist die andere Seite dran (Bild oben).

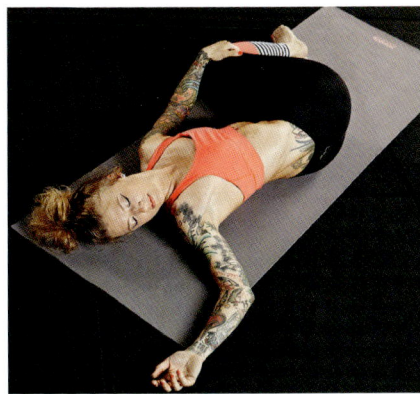

2 Die liegende Drehung mit Adlerbeinen ähnelt der einfachen Variante, allerdings werden die Beine dabei überkreuzt. Kreuze zuerst rechts über links, dann links über rechts. Pro Seite 5 bis 10 Atemzüge (Bild Mitte).

3 Die liegende Drehung mit Quadriceps-Stretch ist eine komplexe Variante für Fortgeschrittene: Während du in die Drehung gehst, dehnst du gleichzeitig die Beine. Dafür beginnst du wie bei den Adlerbeinen. Wenn du auf der linken Seite liegst, greift deine linke Hand die Außenkante des rechten Fußes. Winkle nun dein linkes Knie so an, dass dein linker Fuß zum Gesäß kommt. Greife mit der rechten Hand den linken Fuß und rolle deine rechte Schulter zum Boden. Bleibe auch hier 5 bis 10 Atemzüge in der Position, ehe du die Seite wechselst (Bild unten).

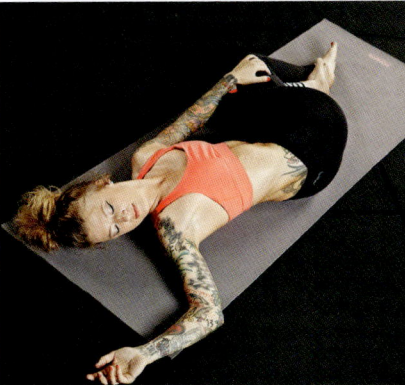

ZUR RUHE FINDEN
Der abschließende Twist am Ende deiner Yogapraxis hilft, den Kreislauf wieder herunterzufahren und beide Körperhälften zu harmonisieren.

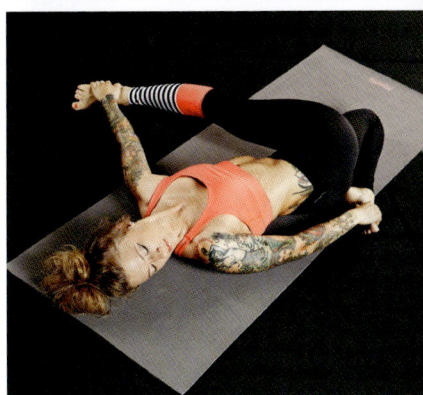

REGISTER

DIE ÜBUNGEN

BÜCHER UND ADRESSEN, DIE WEITERHELFEN

BÜCHER

Desikachar, T. K. V.: *Yoga. Tradition und Erfahrung.* Verlag Via Nova, Petersberg

Dürckheim, Kalfried Graf: *Hara.* O. W. Barth, München

Forrest, Ana T.: *Die Yoga Kriegerin.* Allegria, Berlin

Ferriss, Timothy: *Der 4-Stunden-Körper. Fitter, gesünder, attraktiver.* Goldmann Verlag, München

Fromm, Erich: *Haben und Sein.* dtv Verlagsgesellschaft, München

Hoffmann, Ulrich: *One, two, free. Kleine Yoga-Pausen für sofort und überall.* GRÄFE UND UNZER VERLAG, München

Imparato, Lauren: *Retox. Dein Leben in Balance! Yoga, Ernährung, Spirit.* GRÄFE UND UNZER VERLAG, München

Iyengar, B. K. S.: *Licht auf Yoga. Das grundlegende Lehrbuch des Hatha-Yoga.* Nikol Verlag, Hamburg

Knothe, Bettina/Trökes, Anna: *Yoga-Glück (mit 2 CDs).* GRÄFE UND UNZER VERLAG, München

Krishnamurti, Jiddu: *Revolution durch Meditation.* Theseus, Bielefeld

Long, Ray: *Yoga Anatomie 3D.* Riva Verlag, München

Palm, Reinhard: *Der Yogaleitfaden des Patañjali.* Reclam, Stuttgart

Tempelhoff, Siegbert/Weiss, Daniel/Cavelius, Anna: *Faszientraining. Mehr Beweglichkeit, Gesundheit und Dynamik.* GRÄFE UND UNZER VERLAG, München

INTERNETADRESSEN

www.kickassyoga.net
Für alle, die mehr über Jelena und Kick Ass Yoga wissen wollen. Auf dieser Seite kannst du dich unter anderem informieren, wann und wo Jelena unterrichtet und Yogareisen anbietet. Im Blog findest du außerdem eine ausführliche Anleitung für die verschiedenen Formen des Sonnengruß.

www.muellerundkorf.de
Homepage von Tobias Korf, Physiotherapeut, B. Sc. in Osteopathie. In Zusammenarbeit mit ihm ist dieses Buch entstanden.

www.yogajournal.de
Alles rund um Yoga.

Mehr Energie, mehr Wohlbefinden!

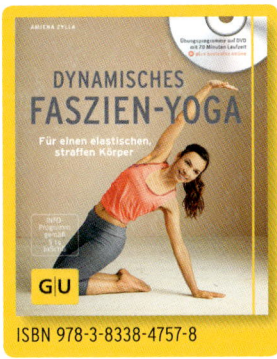
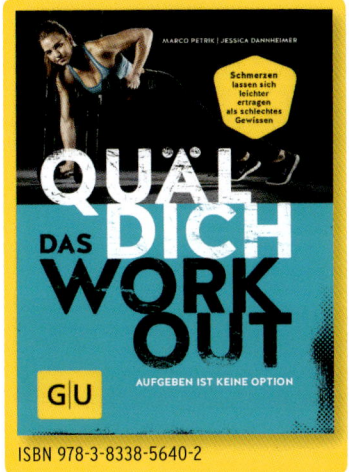
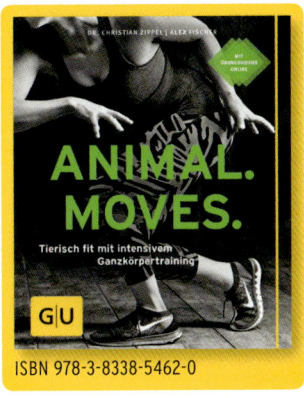
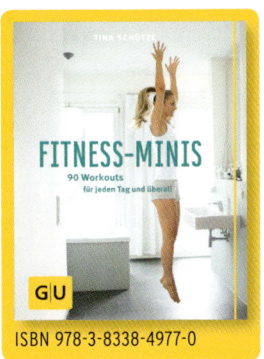
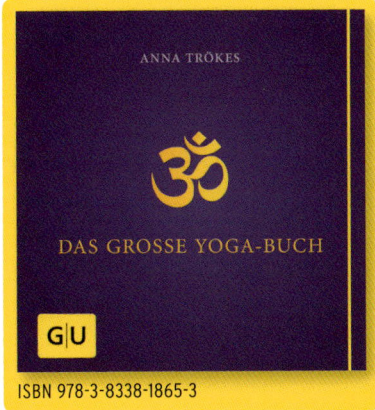
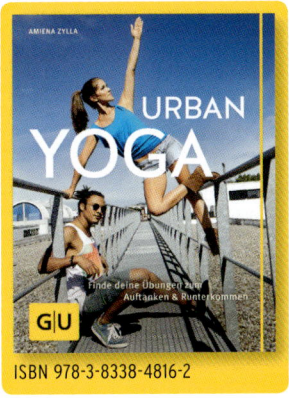
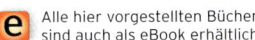
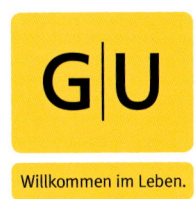

IMPRESSUM

Reihenkonzept & Projektleitung: Claudia Böhm
Lektorat: Sylvie Hinderberger
Bildredaktion: Henrike Schechter
Layout: independent Medien-Design GmbH, Horst Moser
Umschlaggestaltung: h3a Mediengestaltung und Produktion GmbH, Andreas Grassinger
Herstellung: Susanne Mühldorfer
Satz: Christopher Hammond
Reproduktion: medienprinzen, München
Druck & Bindung: Schreckhase, Spangenberg

ISBN 978-3-8338-5855-0

1. Auflage 2017

Ein Unternehmen der
GANSKE VERLAGSGRUPPE

BILDNACHWEIS

Fotoproduktion: Bernd Jaworek
Weitere Abbildungen: S. 6: www.ognx.com/971 Photography
Syndication: www.seasons.agency Ein Unternehmensbereich der StockFood GmbH, München
Videoproduktion: Celebrity Sports Media by Detlef Soost

DANK

Ein Dankeschön für die freundliche Unterstützung der Fotoproduktion geht an:
www.beeathletica.com
www.hey-honey.de
www.boon-ball.de

WICHTIGER HINWEIS

Die Inhalte des vorliegenden Buches und der zugehörigen Übungsvideos wurden mit größtmöglicher Sorgfalt erstellt und haben sich in der Praxis bewährt. Alle Leserinnen und Leser sind jedoch aufgefordert, selbst zu entscheiden, ob und inwieweit sie die Übungen und Anleitungen umsetzen wollen und können. Lassen Sie sich in Zweifelsfällen zuvor von einem Arzt beraten. Weder Autorin noch Verlag können für eventuelle Nachteile oder Schäden, die aus den im Buch und in den Videos gegebenen praktischen Hinweisen resultieren, eine Haftung übernehmen.

Die GU-Homepage finden Sie unter www.gu.de

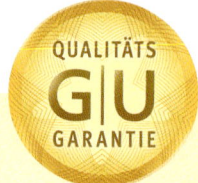

Liebe Leserin, lieber Leser,

haben wir Ihre Erwartungen erfüllt? Sind Sie mit diesem Buch zufrieden? Haben Sie weitere Fragen zu diesem Thema? Wir freuen uns auf Ihre Rückmeldung, auf Lob, Kritik und Anregungen, damit wir für Sie immer besser werden können.

GRÄFE UND UNZER Verlag
Leserservice
Postfach 86 03 13
81630 München
E-Mail:
leserservice@graefe-und-unzer.de

Telefon: 00800 / 72 37 33 33*
Telefax: 00800 / 50 12 05 44*
Mo–Do: 9.00 – 17.00 Uhr
Fr: 9.00 – 16.00 Uhr
(* gebührenfrei in D, A, CH)

Ihr GRÄFE UND UNZER Verlag
Der erste Ratgeberverlag – seit 1722.

WIDMUNG

Dieses Buch sei meinen Kindern gewidmet, die meine härtesten Lehrmeister sind und mich jeden Tag aufs Neue daran erinnern, wie viel Spaß Bewegung bedeutet. Aude sapere!

www.facebook.com/gu.verlag